ボケてる暇はありません!!

認知症を予防する
簡単な脳トレーニングとは…

渡辺クリニック・院長
渡辺 正樹 著

株式会社 ワールドプランニング

もくじ

脳トレの重要性とは ………………………………………… 7

認知症予防の第1段階はメタボトレーニング ……………… 17

代謝が落ちるとアミロイドが増える ……………………… 19

脳の余りものがアミロイド ………………………………… 20

インスリンが体内の余りものを掃除する ……………… 21

内臓脂肪が余ればメタボ …………………………………… 22

余りものは内臓脂肪だけではない ……………………… 23

知っておきたい予備知識

メタボとは ……………………………………………… 24

脳はどのように構成される …………………………… 25

メタボトレーニングが第1の脳トレ ……………………… 26

メタボトレーニングで代謝を高める ……………………… 28

メタボトレーニングでアミロイドが減る ……………… 29

メタボトレーニングで前頭葉、大脳辺縁系も鍛える ……… 30

メタボトレーニングが万病を防ぐ ……………………… 31

知っておきたい予備知識

どの筋肉が悪い ………………………………………… 33

認知症が心配な第2段階はストレストレーニング ……… 35

アルツハイマー病の第一関門は大脳辺縁系 ………………… 37

ストレスが体内の余りものを腐らせる ……………… 38

ストレスでアミロイドが元気になり、神経細胞が弱る ……… 39

大脳辺縁系がやられると記憶、情緒が障害される ………… 40

情緒不安定の認知症がいけない ……………………… 42

大脳辺縁系が元気なうちは認知症は進まない ……………… 43

知っておきたい予備知識

あなたのストレス度は ………………………………… 44

あなたの「もくもく」度は …………………………… 46

ストレスを減らすストレストレーニングが第2の脳トレ …… 47

ストレストレーニングは「もくもく作業」………………… 48

ストレストレーニングはインスリンも元気にする ………… 49

ストレストレーニングをやり遂げたら前頭葉も元気になる … 50

ストレストレーニングでセロトニンが分泌される ………… 51

知っておきたい予備知識 ………………………………

ストレストレーニングで脳のどこが活性化される ………… 52

認知症が進行してきた第3段階はイベントトレーニング … 55

アルツハイマー病の最後の砦は前頭葉 ………………… 57

前頭葉は大脳辺縁系を助ける ………………………… 58

前頭葉が働かないと神経ホルモンが分泌されない ………… 59

認知症が進むほど神経ホルモンが減る ………………… 60

知っておきたい予備知識

神経ホルモンにはどのようなものがあるのか ……………… 62

あなたの「ワクワク度」は …………………………… 63

イベントをこなすイベントトレーニングが第3の脳トレ …… 65

「ワクワク」がイベントトレーニングのヒント ……………… 66

イベントトレーニングが前頭葉を元気にする ················· 68

イベントトレーニングでドパミンが出る ····················· 70

意欲低下にイベントトレーニング ···························· 72

知っておきたい予備知識

　　イベントトレーニングで分泌される神経ホルモンとは ··········· 73

3つのトレーニングで認知症を遠ざける ····················· 75

大脳辺縁系と前頭葉の強化が大切 ···························· 78

大脳辺縁系と前頭葉の強化で"可愛い"認知症になれる ····· 79

イライラカッカにはストレストレーニング、イヤイヤには

　　イベントトレーニング ································· 80

メタボトレーニングが基本 ································· 81

アルツハイマー病初期はストレストレーニングを中心に ····· 82

中期が過ぎればイベントトレーニングを中心に ··············· 83

認知症の訓練は運動に始まり運動に終わる ·················· 84

レビー小体型認知症にはメタボ、ストレストレーニングを ···· 85

血管性認知症にはメタボ、イベントトレーニングを ·········· 86

認知症 30 日間養生訓 ································· 87

おわりに ································· 119

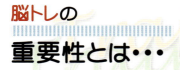

脳トレの
重要性とは…

　認知症が急増してきています。まもなく高齢者の4～5人に1人、全人口の10人に1人が認知症という時代が訪れることになります。

　認知症の薬もあるにはあるのですが、認知症を早期発見して、早めに飲み始めなければ、効力を発揮しません。もうひとつ、患者さんが前向きに、積極的に予防や訓練に励まなければ、薬は少しも効かないのです。まさに"ブタに真珠"といえます。

　薬が効果を発揮するためには、効果的な脳のトレーニング（脳トレ）が重要になってきます。これがあってこそ認知症の薬は役割を果たすのです。さらにいえば、しっかりとした脳トレを行っていれば、薬は不要かもしれないのです。

　そのようなわけで、これから科学的な脳トレについて、私の考えを説明していきますので、頑張ってついてきてください。

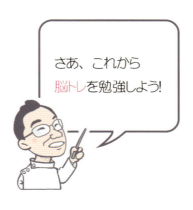

まずは認知症のことを簡単に知っておきましょう。認知症はひとつの病気ではありません。いろいろな病気が寄り集まっている症候群なのです。どのような症候かというと、「社会生活ができなくなるくらいの記憶力、注意力、判断力、実行力などが低下する状態」です。自分では大丈夫と思っていても、他の人がそのように感じるようなら、可能性は高くなります。

　認知症になると、まずは社会生活から脱落していきます。進行していくと、日常生活もできなくなってしまいます。読み書き、計算ができない、服をちゃんと着ることができない、お風呂に入れないなど、家族の世話が必要になってきます。そうなると、自宅で生活することが難しくなってくるかもしれません。そうはなりたくないものです。

　いろいろな認知症の種類のなかで、群を抜いて多いのがアルツハイマー病です。認知症全体の6〜7割を占めます。あなたがもし認知症になるとすれば、おそらくアルツハイマー病になる可能性が高いでしょう。したがって、この本では、主にアルツハイマー病から脳を守る方法を考えていきます。

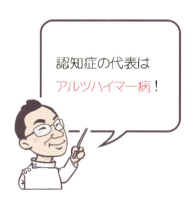

認知症といわれる人は、わが国で現在500万人に近くいるといわれています。これは予想をはるかに超えた増え方といえます。認知症が増えてきている原因としては、アルツハイマー病の急増があります。なぜアルツハイマー病が増えてきたのでしょう？
　昔に比べて現代人は栄養過多といえます。食べすぎの割に運動不足なのです。昔は平気で1日1万歩は歩いていました。現代は車や交通機関の発達により、それほど歩く必要はなくなりました。
　同じく栄養過多で増える病気として、糖尿病や脂質異常症などのメタボリック症候群（メタボ）があります。そのメタボの人にアルツハイマー病が多いという報告があります。これは、栄養過多で余った栄養素が脳に溜まってアルツハイマー病が発症するのです。この余った栄養素というのがアミロイドという物質です。メタボ、あなたは大丈夫ですか？

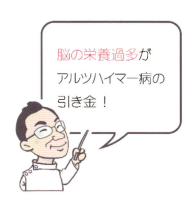

もうひとつ、現代人に大きくのしかかるのがストレスです。ストレスは、不安神経症やうつ病などの精神疾患を起こすばかりでなく、動脈硬化、がん、そして認知症の原因にもなることがわかってきています。
　認知症のうちでも、アルツハイマー病とストレスの関係は密接です。その理由は後ほどゆっくり説明します。
　ストレスは溜まっていませんか？

　「生活習慣病」という言葉があります。何年も栄養過多やストレスなどの生活習慣を送ることで、病気が起こってきます。アルツハイマー病も現代の生活習慣病と考えてください。

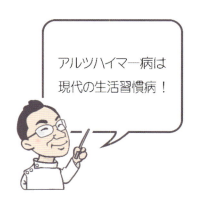

アルツハイマー病は徐々にもの忘れがひどくなり、仕事や家事がちゃんとできなくなるのが始まりと考えられています。しかし、実は脳の中では、もっともっと前から病気は始まっているのです。
　80歳でアルツハイマー病が発症したとすれば、もう60歳のころからアミロイドは脳に溜まり始めると推定されています。したがって中年になったら、アルツハイマー病に備えるべきなのです。

　それでは、どのようにしてアルツハイマー病に備えればよいのでしょう？

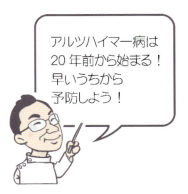

中年期に入ったら、巷でいわれているように計算問題やパズルなどに励むべきなのでしょうか？　それも有用とは思いますが、「アミロイドという敵を増やさない予防法」という点に着眼するなら、別の脳トレもあるのではないかと思います。

　脳内にアミロイドが生まれて、それから長い時間を経て認知症が発症するわけですから、その経過に沿った脳トレが行われれば、もっと効果は得られるかもしれません。

　現在の治療は、アルツハイマー病が発症してから遅ればせながら行われる治療で、もっと以前から始めなければ十分な効果は望めないのです。

　まずはアルツハイマー病発症までの過程をまとめてみましょう。

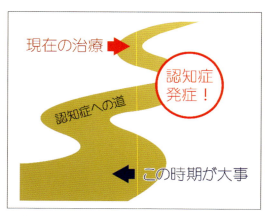

現在の治療は、認知症への道が進んで認知症が発症してから開始されるが、発症前の予防のほうが大事である。

まずは、アミロイドがアルツハイマー病の始まりであるということを覚えておきましょう。アルツハイマー病が発症するまでの「認知症への道」の第1段階は、アミロイドが生まれて増える時期です。

　アミロイドは脳に有害な物質です。若いころはアミロイドは脳に溜まりませんが、歳を取るにつれて脳に増えていきます。中年期ごろから注意が必要となります。

　アミロイドは体のどこかで生まれ、脳のどこかに住みついて、徐々に勢力を増していくのです。初めのころは、アミロイドは夜寝ているうちに、脳の外へ吐き出されて、脳には溜まらないように調節されるのですが、歳を取るに従ってだんだん吐き出す力が衰えていくのです。

　アミロイドは体内の余った栄養分から生まれると考えることができます。その意味から、メタボへの対策の第一が認知症予防の脳トレではないでしょうか。

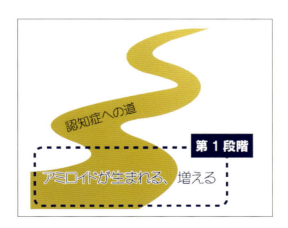

アミロイドが生まれて増えていく時期を第1段階とすると、アミロイドのために神経細胞が弱って死んでいく時期が第2段階です。老年期は第2段階と考えてください。

勢力を増したアミロイドは、いよいよ神経細胞を攻撃するようになってきます。神経細胞は、必死にアミロイドが中に入ってこないように守っているのです。

そもそも神経細胞は1日に10万個ずつ死んでいくといわれますが、アミロイドに攻められると拍車がかかります。神経細胞が普通の割合で減っていくのが老化なら、アミロイドなどの影響で猛烈に減っていくのがアルツハイマー病なのです。

勢力を増してきたアミロイドを抑え、神経細胞を元気にする脳トレはどのようなものがよいのでしょう。

その鍵は、ストレスです。ストレスに対応した脳トレがこの時期には望まれます。

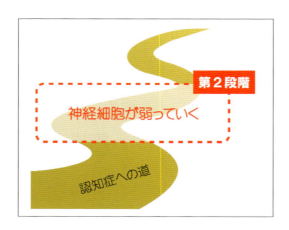

神経細胞がアミロイドに攻撃され、どんどん神経細胞のなかに入ってきたとします。そうなってくると、もう神経細胞は神経ホルモン（神経伝達物質）を他の神経細胞に送り、情報を伝達する余力がなくなります。そうして神経細胞は死んでいくのですが、この時期が第3段階です。

　1つの神経細胞が死ぬことは、1つの戦力がなくなるだけにとどまりません。1つの神経細胞は、何と1万個以上の他の神経細胞と連絡し合っているのです（神経ホルモンが連絡の手段として働く）。すなわち、1つの神経細胞の死により、1万個以上の神経細胞が情報不足に陥るということになります。情報が入ってこなくなると、次の場所に情報を送ることはできません。こうして情報不足で弱っていく神経細胞が増えていくのです。

　認知症の薬というのは不足した神経ホルモンを補充する働きをするのですが、薬でしか不足した神経ホルモンは増やせないのでしょうか？そのようなことはありません。神経ホルモンは訓練でも分泌することができます。薬を飲むにしても、神経ホルモンを自分でも増やすよう努めなければ、十分な効果は得られません。神経ホルモンが分泌されるためにはヒマであってはいけません。

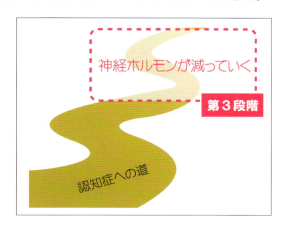

以上のような経過でアルツハイマー病は起こり、進んでいきます。脳内の状況を簡単にまとめると、

① アミロイドが溜まる(第1段階)
② 神経細胞が壊れる(第2段階)
③ 神経ホルモンが減る(第3段階)
④ 発症
⑤ 進行

という順です。

では、どのようにすれば、アルツハイマー病になるのを防ぐことができるのでしょうか。上の進行状況から考えると、3つの段階に応じた脳トレを行い、鍛えることが合理的ではないかといえます。

すなわち、①アミロイドを増やさないためにはメタボトレーニング、②弱った神経細胞を守るにはストレストレーニング、③神経ホルモンを増やすにはイベントトレーニング、を脳トレとして行えばよいのです。

これから、その方法について説明していきたいと思います。

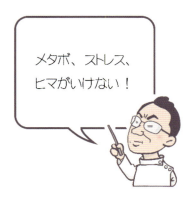

認知症予防の第1段階は
メタボトレーニング!!

　アルツハイマー病は、脳にアミロイドという余りものが20年も前から溜まり始めることから起こります。

　その起源は栄養過多であると思われます。長年の栄養過多で体内に栄養分が余り、それが変質して体内のいろいろな臓器を壊すのです。その余りものの代表が内臓脂肪ですが、余りものはそれだけではないはずです。おのおのの生活習慣や体質により他の余りものも体内に増えていくのです。内臓脂肪以外の余りものとして、活性酸素、アミロイドがあります。内臓脂肪は動脈硬化を、活性酸素はがんを、そしてアミロイドはアルツハイマー病を起こすのです。

　近年、内臓脂肪から分泌されるホルモンがアミロイドを凝集（寄り集まって強力になること）させると報告されています。内臓脂肪がアミロイドの勢力を増やしているのです。アミロイドと内臓脂肪は「同じ穴のムジナ」といえます。広い意味でアルツハイマー病もメタボによる疾患といえるのです。

　栄養過多、メタボの先にアルツハイマー病が待っていることを認識してください。中年以降になれば、アミロイドが溜まらないような食生活、運動を意識すべきです。

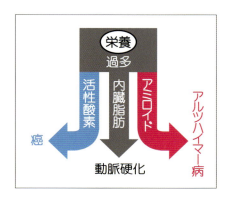

そこでまず、メタボトレーニングです。メタボトレーニングはいわゆる運動療法で、メタボで余った栄養分を燃やすことを目的とします。歳を取ると、食べた栄養が容易には代謝されません。代謝を高めるためにメタボトレーニングをまず取り入れてみましょう。中年を過ぎて太ってきた人はもちろん、若いころと同じ体重の人もメタボを疑わなければなりません。

　簡単にいえば、食べた分だけ代謝できなければ、余った栄養が脂肪になります。歳を取ると代謝が低下して余りやすくなるし、余った脂肪も内臓脂肪になることが多くなります。内臓脂肪は動脈硬化を起こしやすく、これが溜まった状態をメタボといいます。本来、メタボは内臓脂肪が増えることを指しますが、内臓脂肪の増加は、前にも記したとおり、アミロイドの増加につながります。体の中の余りものは、目に見える形では内臓脂肪ですが、その影でアミロイドも増えていくのです。

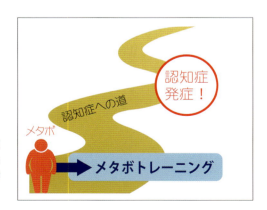

メタボトレーニングは認知症の影すらない中年期から始めるのが理想!!

● 代謝が落ちるとアミロイドが増える

　代謝とは工場の生産活動のようなものです。工場が筋肉で、燃料が食事にあたります。若いころはせっせと燃料を燃やしますが、歳を取ると生産が落ちていきます。

　代謝の低下を工場の生産活動にたとえると、工場がだんだん縮小され、仕事もゆっくりになっていく状況を指します。肉体でいうと、歳を取るにつれて筋肉が減り、運動量も少なくなるようなものです。こうなってくると燃料（食事の栄養分）は燃やされず、余っていくことになります。

　燃やし残した燃料は、工場の中に貯蔵されることになります。次の生産活動に備えて溜めておくのです。しかし余分に燃料が貯蔵されると、収拾がつかなくなるのです。この代表が脂肪です。

　メタボトレーニングは、脂肪のなかでも内臓脂肪を減らすトレーニングですが、これがアミロイドを減らすことにもつながり、アルツハイマー病を予防する効果にもなるのです。

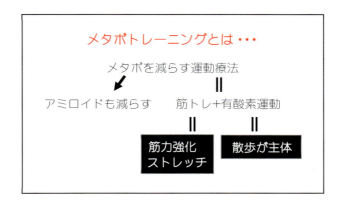

● 脳の余りものがアミロイド

　歳を取るに従い筋肉が減っていくのは仕方のないことです。工場がだんだん縮小され、生産力が落ちていくのと同じです。先ほど余った燃料は脂肪として体内に溜められると述べましたが、老化とともに脂肪が増えるのも仕方のないことです。しかし脂肪はいつまでも無害な脂肪のままでいてくれるとは限りません。

　脂肪でも腐りやすい脂肪と腐りにくい脂肪があります。腐りやすい脂肪は内臓の周辺に溜まりやすく、内臓脂肪とよばれます。内臓脂肪は運動で燃やしやすいという特徴があるのが救いです。内臓脂肪は燃やしやすいのに燃やさないから、腐るのです。腐るということは有害になるということで、動脈硬化の原因となるのです。

　また、有害な余りものは内臓脂肪だけではありません。活性酸素やアミロイドも徐々に溜まっていきます。内臓脂肪が溜まって動脈硬化が起こりやすい状態をメタボというのですが、広い意味でアミロイドが脳に溜まって認知症が起きるのもメタボと考えることができます。アルツハイマー病は「脳のメタボ」なのです。

メタボトレーニングのポイント①

・筋トレは大きい筋肉から
代謝は主に筋肉で行われます。筋肉は燃料を燃やす工場のようなものです。大きい工場ほど燃料をたくさん燃やすことができます。大きい筋肉を鍛えるほど、代謝をよくすることができるのです。大胸筋、広背筋、大臀筋、大腿四頭筋などを鍛えるのが、代謝の面からみて効率的です。

● インスリンが体内の余りものを掃除する

　工場で燃料が余ってくると、余った燃料を上手に整理して、次に燃やすときに備えなければなりません。この掃除役を体内ではインスリンがします。インスリンははじめのころはせっせと働きますが、歳を取っていくと働きが鈍くなっていきます。インスリンもわれわれと同様に歳を取っていくのです。若い人より高齢者のインスリンは働きが悪いのです。

　インスリンが働かなくなると、十分掃除がされず、燃料がいい加減に集められます。掃除役がサボって適当に片づけるからです。これが体内では脂肪です。中年（老年）太りは、このようにして起こるのです。

　インスリンが弱っていく要因として、加齢のほかに過食、運動不足、ストレス、歯周病などがあります。これらはメタボの要因でもあります。メタボはインスリンが弱るため引き起こされるのです。メタボを改善するメタボトレーニングはインスリンを元気にする訓練なのです。

メタボトレーニングのポイント②

・筋トレは下半身の筋肉から

大きな筋肉は姿勢を維持するための筋肉であるともいえます。良い姿勢を保つことも大切ですが、転ばないように姿勢を整えるのが大きな筋肉の役目です。上半身に比べて下半身の筋肉は 3 倍早く低下していきます。その観点から、どちらかというと下半身の筋肉強化を優先すべきと考えます。

● 内臓脂肪が余ればメタボ

　インスリンという掃除役がサボりながら余った燃料を掃除する様子を想像してみてください。掃除役があまり働かないと、燃料は古くなってゴミに変わってしまいます。ゴミが古くなると、腐っていくことになります。

　腐りやすい燃料を内臓脂肪と思ってください。体の中にゴミになりやすい内臓脂肪が多い状態をメタボというのです。単に太っているだけではメタボとはいいません。皮下脂肪だけでは動脈硬化はそれほど心配いらないのです。せいぜい美容と膝への負担くらいが心配なだけです。

　ところが内臓脂肪型の肥満、すなわちメタボは動脈硬化を起こします。そして、その先にはアルツハイマー病が待っているかもしれません。メタボトレーニングは単にやせるのを目標にしているのではなく、インスリンを元気にすることで内臓脂肪を減らすのが目的です。「インスリンがサボると内臓脂肪が溜まりやすい」という理論から、メタボトレーニングが行われるのです。

メタボトレーニングのポイント③

・脂肪の燃焼には「筋トレ→有酸素運動」の順で
筋トレで筋肉を増やし、有酸素運動で大きくなった筋肉を動かすのが合理的です。筋トレを行うと成長ホルモンが分泌されます。成長ホルモンが大量に分泌されると血糖値が上がり、脂肪が燃焼されやすくなります。そのような理由からも、筋トレ→有酸素運動が望ましいのです。

● 余りものは内臓脂肪だけではない

　内臓脂肪の程度は腹部のエコーやCTで測定することができます。メタボトレーニングで内臓脂肪が減っていくことが確認されれば、それは動脈硬化の病気が起こる危険性が減ったことになります。またその効用はそれだけにとどまりません。先にも述べましたが、栄養分が体内で余って病気を起こす元は内臓脂肪だけではなく、活性酸素やアミロイドもその原因です。内臓脂肪のことを"ゴミになりやすい脂肪"とよびましたが、"内臓脂肪ゴミ"だけでなく、"活性酸素ゴミ"や"アミロイドゴミ"もあるのです。それぞれのゴミは溜まりやすい部位が異なります。内臓脂肪ゴミはお腹の中、活性酸素ゴミは内臓、アミロイドゴミは脳に溜まり、病気を起こします。

　メタボトレーニングで内臓脂肪が減ったということは、他のゴミ（活性酸素やアミロイド）も減っている可能性があるのです。だからメタボトレーニングは脳トレといっているのです。

メタボトレーニングのポイント④

・体幹筋の筋トレは代謝を一段とよくする

体幹筋、とくにインナーマッスルは、内臓の保持という役割も果たします。内臓を正しい位置に保持することで、内臓の働きがよくなり、消費カロリーを増加させます。燃料を燃やすばかりでなく、内臓の機能を高めることで、代謝がいっそう高まることになります。体幹のインナーマッスルには呼吸筋も含まれます。体幹を鍛えることは呼吸を深くすることにつながり、後述するストレストレーニングの効果を高めることも期待できます。

知っておきたい予備知識
メタボとは？

- 一般的なメタボリック症候群（メタボ）の定義は以下のようなものです。
  1. 肥満
     ウエストサイズ　男性85cm以上／女性90cm以上
  2. 以下の3項目のうち2項目を満たす
     ①脂質異常症（次のいずれか、または両方）
        中性脂肪値　150mg/dl以上
        HDLコレステロール値　40mg/dl未満
     ②高血圧（次のいずれか、または両方）
        収縮期血圧（最高血圧）　130mmHg以上
        拡張期血圧（最低血圧）　85mmHg以上
     ③高血糖
        空腹時血糖値　110mg/dl以上
     （日本内科学会、日本動脈硬化学会など8学会による合同基準）
- 本質は「内臓脂肪が多い肥満」ということです。内臓脂肪から脂質異常症、高血圧、高血糖を引き起こすホルモンが分泌され、動脈硬化につながります。
- メタボによって脳梗塞、心筋梗塞(狭心症)、腎不全、下肢動脈閉塞症などのような動脈硬化性疾患が起こりやすくなります。
- 内臓脂肪からは、不整脈、血栓症、ある種のがんを引き起こすホルモンも分泌され、これらもメタボにより起こる疾患といえます。

知っておきたい予備知識
脳はどのように構成される？

　脳の下のほうから脳幹、小脳、大脳基底核、大脳皮質という順番に位置します。上へ行くほど高度で、人間は他の動物に比べて桁外れに大きな大脳皮質をもっています。大脳皮質は本能を司る大脳辺縁系と、知能を司る大脳新皮質にわけられます。また大脳新皮質は特に大きいので、前頭葉、頭頂葉、側頭葉、後頭葉に分類されます。

　認知症は主にもっとも高度な脳である大脳皮質（大脳辺縁系、大脳新皮質）が障害されて起こります。

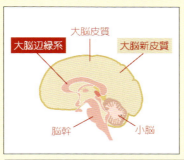

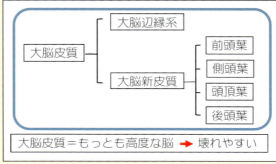

● メタボトレーニングが第 1 の脳トレ！

　メタボについていろいろと学んだところでメタボトレーニングに取りかかりたいと思います。

　メタボトレーニングは筋トレなのですが、アミロイドを増やさないための脳トレでもあるということを認識してください。アルツハイマー病は、アミロイドが脳内に発生することから始まります。だとすれば、その流れを絶つことは非常に大切なことです。メタボトレーニングは、有酸素運動を中心にして代謝を改善することが主体です。原則は、筋肉を動かして内臓脂肪ばかりかアミロイドを燃やす、運動により脳を活性化するということを意識してもらうことです。

　アミロイドが脳に溜まり始めるのは、60 歳ごろからだということはすでにお話ししました。だからこそ、その予防のためには中年期にはメタボトレーニングを開始するべきなのです。では、すでに老年期に達した人や、もう認知症が始まってしまった人は遅いのかというと、そうではありません。メタボトレーニングを始めることに手遅れという言葉はないのです。アミロイドは次から次へと生まれ、襲ってくるのです。

　しかし、いくら脳を鍛えても、肉体自体が弱ってしまったなら元も子もありません。メタボトレーニングは肉体を鍛えることはもちろんですが、その延長線上で脳のアミロイドも減らすことから、強力な脳トレといえるのです。

メタボトレーニングのポイント⑤

・運動療法は前頭葉を元気にする

前頭葉は運動機能を調節しますから、メタボトレーニングにより前頭葉が活性化されます。それだけではありません。前頭葉には意欲を高める中枢もあります。精を出してトレーニングに励むことは前頭葉を元気にします。さらにトレーニングの目標を達成することで、いっそう前頭葉は力づけられます。

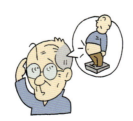

● メタボトレーニングで代謝を高める

　メタボトレーニングによって、代謝が高まるということは、なにを意味するかといえば、体内の脂肪、特に内臓脂肪を減らすということなのです。

　生産力の落ちた工場を再生させるには、工場を増やすか、活動を活発にするしかありません。すなわち筋トレで筋肉を増やすか、有酸素運動で運動時間を増やすかしかないのです。メタボトレーニングはその両方に効果があるのです。

　余った燃料は、脂肪だけでなく、アミロイドの元も含まれています。歳を取れば取るほど代謝が低下して、余った燃料は腐りやすくなります。そうなると、内臓脂肪だけでなく、アミロイドも増えていくのです。メタボトレーニングで代謝を高めて、アミロイドを含む余った燃料を処分しましょう。

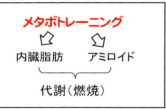

メタボトレーニングのポイント⑥

・筋トレは筋肉の強化よりストレッチ
筋肉は縮んで硬くなるか、伸びて弱くなるかのどちらかに劣化していきます。筋肉は赤筋と白筋に分かれますが、赤筋は縮みやすく、白筋は伸びやすい性質があります。また老化の影響を受けやすいのは白筋で、赤筋のほうが鍛錬で維持することが容易です。いろいろと考え方もありますが、縮んで硬くなった赤筋をストレッチするほうが効率的といえます。

● メタボトレーニングでアミロイドが減る

　インスリンは内臓脂肪のほかに、脳のアミロイドも掃除することがわかってきました。インスリンが働かないと、内臓脂肪だけでなく、アミロイドがどんどん増えていってしまいます。メタボトレーニングによりインスリンを元気にすることで、お腹だけでなく脳のゴミも掃除されることになります。メタボトレーニングはお腹のメタボを改善するだけでなく、"脳のメタボ"にもよいのです。

　インスリンを元気にするには、まず運動を増やして過食を控えることが大切です。もうひとつ、ストレスもインスリンを弱らせます。メタボトレーニングはイヤイヤ取り組むのではなく、"楽しく運動"するというのが基本姿勢です。

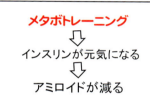

メタボトレーニングのポイント⑦

・有酸素運動は時間をかけて

白筋は瞬発力、赤筋は持続力を担います。認知症の予防には、100mダッシュより楽しい散歩が有効ですから、持続力のほうが大切であることはいうまでもありません。白筋の瞬発力には糖質が使われ、赤筋の持続力には脂肪が使われます。メタボトレーニングの目的は内臓脂肪を燃やすことにあり、赤筋の持続性運動が有効です。30分以上のゆっくり運動が脂肪を燃やすのです。また食後1～2時間後に血糖値が高くなり、そのときに使い切れなかった糖が脂肪に変わるので、その時間帯に有酸素運動をするのが望ましいといえます。

● メタボトレーニングで前頭葉、大脳辺縁系も鍛える

運動は前頭葉運動野を活性化します。どうせメタボトレーニングで運動するなら、前頭葉だけでなく大脳辺縁系も元気にさせられないでしょうか？　大脳辺縁系は、記憶の中枢であるばかりでなく、情緒の調節も行います。そこで情緒安定もかねてトレーニングができるなら、さらによい効果が得られるはずです。

喜んで（楽しく）有酸素運動を行えば情緒は安定してきます。それが前提ですが、さらに懐かしいなじみの深い音楽を流して、それに合わせて運動してもらうのも一策です。また子どものころの風景を見ながら運動するのもよいでしょう。こうすると心がなごみ、傷ついた大脳辺縁系が徐々に元気になっていくのです。

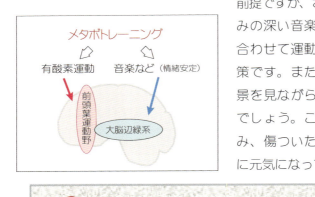

📍 メタボトレーニングのポイント⑧

・5000 歩の散歩か 3000 歩の足踏み

大体、人は 10 分で 1000 歩歩けます。1 日 5000 歩で認知症は 1/3 に減らせるといわれており、そのためには約 1 時間の散歩が必要です。部屋の中で足踏み訓練するなら、合計 3000 歩を目標にしましょう。足踏みは大きな筋肉を使うので、普通に歩くより 1.4 倍のエネルギー消費量がかかります。足踏みと散歩を組み合わせると、理想的です。連続しての運動が難しくても、1 日の合計が目標に達すれば同じ効果だということが近年わかってきました。

● メタボトレーニングが万病を防ぐ

　昔は栄養失調で病気が起こりました。結核、感染症、脚気、脳卒中などが栄養失調で引き起こされたのです。昔の脳卒中は脳出血が多くを占めましたが、栄養失調、すなわちタンパク質の欠乏により血管がもろくなり、高血圧が合併して血管が破裂して起こったのです。

　ところが、現代はガラッと様相が変わりました。栄養失調から栄養過多の時代に変容したのです。体内に栄養分が残ってしまい、有害物質（余りもの）に変化して病気が起こるのです。脳卒中にしても、血管に脂肪がこびりついて、詰まってしまう脳梗塞が主役になったのです。内臓脂肪という余りものがメタボを起こして動脈硬化を進めるのです。

　動脈硬化が心臓の血管に起これば心筋梗塞になってしまいます。やはり内臓脂肪が原因なのです。日本人の死因の 1 番であるがんも、活性酸素という余りものががん細胞を増殖させるのです。がんも広い意味ではメタボなのです。がんが全体の死因の 30％を占めますが、脳梗塞や心筋梗塞などの動脈硬化による死因も合わせると30％近くになります。日本人の半分以上はメタボで死ぬのです。

　今回の主題はアルツハイマー病予防のためのメタボトレーニングですが、メタボトレーニングは日本人の多くの現代病を予防すると考えられます。

メタボトレーニングのポイント⑨

・ラジオ体操、リズム体操で大脳辺縁系を鍛える

ラジオ体操はストレッチ、筋力強化を含んだ効果的な有酸素運動です。なじみの音楽を流して体操をすると大脳辺縁系が癒されて元気になります。なじみといえば、ラジオ体操ならだれでも聴いた音楽で、取っつきやすいと思います。同様にだれでも知っている童謡や歌謡曲でもホッとするでしょう。振り付けを工夫しましょう。

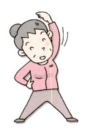

知っておきたい予備知識

どの筋肉が悪い？

　メタボトレーニングは脳の活性化を念頭においた筋トレなのですが、体の筋肉は 600 個くらいあります。どの筋肉を重点的に鍛えればよいのでしょう？ その目安になる姿勢や歩容（歩く姿）の問題点を挙げてみます。どの筋肉が悪いのか、どのような運動をすればよいのかを勉強してください。まずは、特に弱った筋肉を強化、硬くなって縮んだ筋肉をストレッチすることから始めてはどうでしょうか？

・猫背
　　→広背筋、脊柱起立筋が弱い、胸筋が縮んでいる
　　　➡胸を張る運動
　　　　両手を広げて後ろへ反らす運動
・前傾姿勢、へっぴり腰
　　→大臀筋が弱い、腸腰筋が縮んでいる
　　　➡立って足を後ろへ反らす運動
　　　　立って前後へ足振り運動
・膝を曲げて歩く
　　→大腿四頭筋が弱い、ハムストリング(太ももの後ろ側)が縮んでいる
　　　➡膝の屈伸運動
　　　　伸ばした足を胸に近づける運動

・すり足
　　→腸腰筋が弱っている
　　　➡足踏み運動
　　　　イスに座ってもも上げ運動
・つまずく
　　→前脛骨筋、腸腰筋が弱っている
　　　➡足先をそっくり返す運動
　　　　イスに座ってもも上げ運動
・片足立ちができない
　　→体幹筋、臀筋が弱っている
　　　➡四つんばいで片手片足を伸ばす運動
　　　　階段の昇り降り

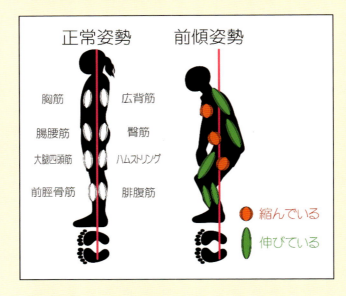

認知症が心配な第2段階は
ストレストレーニング‼

　メタボが進むと、脳にもアミロイドが徐々に増えていきます。しかし少しくらいアミロイドが増えても、まったく心配はいりません。アミロイドが神経細胞の中に入ってこなければ、脳の機能は保たれているのです。だからこそ、認知症が始まらないうちに神経細胞を鍛えておかなければなりません。

　次に注意しなければならないのが、ストレスです。増え始めたアミロイドにストレスが加わると、アミロイドは増えるばかりか凶暴にもなり、集団をつくるようになります。こうなると、神経細胞への攻撃も激しくなります。神経細胞がダメージを受けると、認知症への道を進むことになります。

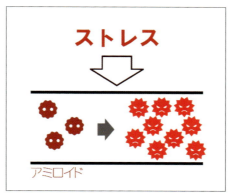

ストレスによりアミロイドが増えて狂暴になる。

メタボが進んだ時期のストレスは非常に危険です。だからストレスを減らすストレストレーニングが必要になってきます。もの忘れなどで自信がなくなり不安が大きくなるので、どうしてもストレスは溜まっていきます。高齢者のうつは認知症の前ぶれという考え方もあります。認知能力が落ちてきた高齢者が自信喪失して、うつ状態に陥ることもあります。ストレスがうつ状態を起こし、その後に認知症が待ち受けているのです。

　ストレスは認知症の原因になるばかりでなく、認知症を悪化させたり、問題行動の多い認知症にしてしまう引き金にもなります。多大な迷惑をかけてしまう認知症にならないためにも、ストレストレーニングは大切です。

　ストレスによってもっとも悪影響を受けやすい脳は大脳辺縁系といわれる部分です。この大脳辺縁系にある神経細胞がもっともストレスに脆いのです。ストレストレーニングの目的は、ストレスで傷ついた大脳辺縁系を守ることです。

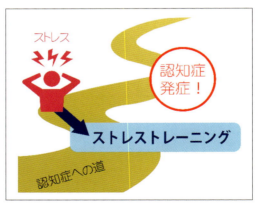

ストレストレーニングは、そろそろ認知症が心配な老年期や認知症の初期に効果を発揮し、大脳辺縁系を守る。

● アルツハイマー病の第一関門は大脳辺縁系

アミロイドという敵が脳に攻めてくるとき、攻めやすい所が狙われるのは当たり前のことです。攻められやすい脳は？ それが大脳辺縁系です。

脳のいちばん上の部分を大脳皮質といいますが、大脳皮質のなかでも大脳辺縁系は内側にあります。大脳辺縁系を覆う形で大脳新皮質があるのですが、大脳新皮質は大脳辺縁系より高度な知能を生み出す所です。大脳辺縁系が子どもの脳とするなら、大脳新皮質は大人の脳なのです。どちらが傷つきやすいかといえば、やはり大脳辺縁系ということになります。

アミロイドは脳の弱点である大脳辺縁系に狙いを定めます。大脳辺縁系の神経細胞は弱い兵隊のようなもので、倒されやすいのですが、それでも一生懸命守ろうとします。アミロイドと神経細胞の攻防が 10 年以上続くのです。このように、大脳辺縁系はアミロイドという敵に対する第一関門で、ここが破られるかどうかが勝敗の分かれ目といえます。

ストレストレーニングとは・・・

ストレスを減らす作業療法

脳（大脳辺縁系）を守るためのトレーニング

心を落ち着かせるトレーニング

好きなことを無理せずもくもくと続ける訓練

● ストレスが体内の余りものを腐らせる

　袋の中に余った食べ物を入れておくと、そのうちに腐ってしまいます。余りものが溜まるだけなら何とかなりますが、腐ってしまうと取り返しがつきません。体内の余りものを腐らせる第一の要因がストレスです。

　ストレスがどうして余りものを腐らせるかというと、自律神経が関与しているからと考えられます。自律神経失調では副交感神経が弱くなります。副交感神経は体内の余りものを外へ吐き出す働きをします。ところが副交感神経が弱くなると、十分に吐き出せなくなり、どうしても余りものが残ってしまいます。外に捨てられず、いつまでも袋の中に残った食べ物は、ついには腐ってしまうのです。

　同じような理屈で、メタボでお腹の中に溜まった内臓脂肪はストレスで腐っていきます。内臓脂肪は腐りやすい脂肪です。腐った内臓脂肪は動脈硬化を起こしやすくなります。脳のメタボの原因であるアミロイドも、ストレスにより凶暴になっていきます。腐って有害になるわけです。メタボにストレスは禁物なのです。

ストレストレーニングのポイント①

・深呼吸できる単純運動を
深く息を吐くことで副交感神経が活発になり、体内の有害物質を外へ出す力が高まります。ヨガや太極拳のような単純運動は深呼吸に有酸素運動を組み合わせた作業なので、ストレストレーニングに加えてメタボトレーニングの効用もあります。内臓脂肪やアミロイドを減らす効果も期待できます。単純運動なので、心が休まり大脳辺縁系が癒されます。

● ストレスでアミロイドが元気になり、神経細胞が弱る

　アミロイドが凶暴になると、脳の中でおとなしく暮らしてくれません。仲間同士で集団をつくり、神経細胞の中に入り込もうと攻撃をし始めます。脳の中でも守りの弱い大脳辺縁系を、アミロイドはまず攻撃し始めます。アミロイドが襲いかかる前に、まずストレスが大脳辺縁系の神経細胞を弱らせます。大脳辺縁系はストレスに弱いのです。そしてそのストレスにより、大脳辺縁系の神経細胞はどんどん死滅していくといわれます。

　なぜ大脳辺縁系がストレスに弱いかというと、先に述べたように、上に高等な大脳新皮質が覆いかぶさっているからです。弱い大脳辺縁系は強い大脳新皮質に抑圧され悲鳴をあげるのですが、その状態がストレスなのです。

　ストレスで弱った大脳辺縁系にアミロイドが住み着いたら？　おそらく、それをきっかけに大脳辺縁系の神経細胞を攻撃しはじめ、そして神経細胞を壊していくのです。

ストレストレーニングのポイント②

・慣れた作業、音楽などがよい
新しいことを発見、開拓することも大事ですが、慣れたことにもどることで心が落ち着きます。トレーニング初めのころは、慣れた作業や音楽で自信を育みましょう。「アウェイ」の環境はストレスを増やします。まずは「ワンパターン」で。

● 大脳辺縁系がやられると記憶、情緒が障害される

　アミロイドにまず占領されやすい大脳辺縁系には、海馬という記憶に関わる部位があります。海馬が攻撃されると記憶障害、すなわちもの忘れがひどくなります。

　記憶のなかでも、海馬は近時記憶といって数時間以内の記憶を担当しています。したがって、アルツハイマー病の患者さんは数時間以内の記憶を思い出すのがいちばん苦手なのです。日記は認知症の訓練としては有用なのですが、日記とはその日起こった事（数時間前の出来事）を思い出すわけですから、アルツハイマー病の患者さんにとっては苦行といえます。だからこそ、わずか数行でもよいので、毎日続けることが大切なのです。

　大脳辺縁系のもうひとつの役割は、情緒の形成です。アルツハイマー病で大脳辺縁系が侵されると、場合によっては、何事にも意欲を示さない、うつのような状態になったり、そうかと思えば、なにか原因はあるのでしょうが、急に怒り出したりするような、情緒が不安定な状態になったりします。そしてそれがこじれると、妄想、徘徊、攻撃・暴力などの行動障害（BPSD）にもつながっていきます。

　しかし、すべての患者さんがそのようになるわけではありません。ストレスが多いか少ないかで情緒不安定の程度が異なると考えられます。

ストレストレーニングのポイント③

・昔の楽しい思い出の回想がよい
アルツハイマー病の患者さんにとって、得意な分野といえば、記憶なら遠隔記憶、すなわち昔の記憶です。自信回復のために得意の昔話をするのもストレストレーニングになります。回想をしているうちに、大脳辺縁系は元気になっていくはずです。あのころの活力を思い出していると意欲も湧いてきて、前頭葉も元気になるでしょう。回想のあとの感想発表はイベントトレーニングにまで広げられます。

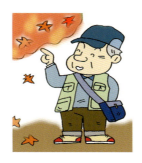

● 情緒不安定の認知症がいけない

　考えてみれば、いくらもの忘れがひどくても、ニコニコして頑張る患者さんは好ましい存在といえます。こちらも応援したくなります。ところがもの忘れがそれほど強くなくても、カッカしたりイライラの多い患者さんは敬遠されます。記憶より情緒の安定が大切なのです。

　ストレスは認知症への扉を開いて奥へ連れ込むばかりでなく、認知症になってからも、"悪いぼけ方"をさせます。そのような理由で、認知症の患者さんはできる限りストレスをもたないことが大切です。自分のもの忘れをあまり悲観してはいけないし、周りの人も患者さんのもの忘れをしつこく指摘するべきではありません。

　高齢になって、最近うつっぽい、認知症が心配という人は、認知症予防のためストレストレーニングを始めるべきです。また認知症（アルツハイマー病）と診断された人は"好かれる認知症患者"になるようストレストレーニングに励むべきです。認知症の影を感じ始めたら、ストレスへの対応がもっとも大切なのではないでしょうか。

ストレストレーニングのポイント④

・好きな課題に没頭する
まずは好きな課題から始めるのがよいと思います。算数が苦手な子どもに、苦手な算数を重点的に勉強させるのとは、訳が違います。認知症の患者さんの場合は、得意な分野から入って、自信とやる気をつけさせたほうがストレスを減らせると考えられます。好きな課題に没頭してもらうのがストレストレーニングの目的です。

● 大脳辺縁系が元気なうちは認知症は進まない

アミロイドが脳を侵す場合の侵入口は大脳辺縁系で、この第一関門がどれだけ耐えられるかでアルツハイマー病の発症の時期が決まります。大脳辺縁系が頑張れば、死ぬまで認知症が出ないかもしれません。アミロイドという敵が増え始める中年期のメタボが「認知症への道」の第1のキーポイントなら、大脳辺縁系のストレス被害は第2のキーポイントであるといえます。老年期に入るころまでには、ストレスへの備えもしっかりしなければなりません。

大脳辺縁系の関門が破られてしばらくすると軽度認知障害（MCI）の時期が訪れます。ここで予防をしっかり行わないと、2～3年後にアルツハイマー病が発症するのです。ストレストレーニングは必須と思われます。大脳辺縁系をストレスから守れるか否かが、認知症まで進むか否かの分かれ道なのです。たとえ認知症になったとしても、大脳辺縁系のストレス被害が少なければ、"悪い(イヤな)認知症"には進まないはずです。

ストレストレーニングのポイント⑤

・アロマ、マッサージなどで快い気分
ストレストレーニングの基本は「もくもく」作業を続けることですが、アロマテラピーやマッサージを受けることで快い気分になることも、大脳辺縁系を癒します。「もくもく」作業に気が乗らないなら、アロマやマッサージで気分転換する方法もあります。嗅覚は五感の中で唯一、直接脳に刺激を与えてくれます。まずは自分の「好きな香り」を探してみましょう。

知っておきたい予備知識
あなたのストレス度は？

　現在のあなたのストレスの程度を点数化してみましょう。以下の30個のチェック項目のうち、いくつが該当するでしょう？　該当項目が多いほど、ストレスが強いということになります。

ストレス度
1. 頭が重いあるいは痛いことが多い
2. 目が疲れる
3. めまいや立ちくらみを感じるときがある
4. 耳なりのすることがある
5. 口内炎ができやすい
6. 肩がこる
7. 背中や腰が痛くなりやすい
8. 息苦しくなったり、動悸がしたりする
9. 舌が白くなっていることがある
10. 食欲がない
11. いつも胃がもたれている感じがする
12. 腸がはる
13. 下痢や便秘をすることがよくある
14. 手足の冷たいことが多い
15. 手のひらや、脇に汗をかきやすい
16. このごろ、体重が減った
17. なにかとすぐに疲れる

18. 気持ちよく起きられないことがよくある

19. 寝つきが悪い

20. 夢をよく見る

21. 夜中に目が覚めた後、なかなか寝つけない

22. 以前ほど仕事をやる気がない、あるいは仕事がはかどらない

23. 人と会うのがおっくう

24. 他の人のことが気になる

25. イライラすることが多い

26. よく風邪をひくし、長引きやすい

27. 集中力がなくなった

28. 判断力がにぶった感じがある

29. この頃、酒やたばこの量が増えた

30. 自分の自由な時間がほとんど無い

該当項目数によるストレス度

0〜 5 ：ストレスが少ない状態

6〜10 ：軽度のストレス状態

11〜20 ：中度のストレス状態

（電機連合 ストレス度チェックより）

知っておきたい予備知識

あなたの「もくもく」度は？

　認知症が始まった患者さんのストレス度チェック法を示します。大脳辺縁系の状態を「もくもく度」として調べます。情緒の安定状態を評価します。これは一般に家族または介護スタッフがチェックします。点数が少ないほど情緒不安定で、ストレストレーニングが必要ということになります。

【もくもく度】

1. 面倒がる、物事に興味を示さない
2. すぐにイライラする
3. 元気がなく、くよくよする
4. 日によって機嫌が異なる
5. 暴言、暴行をすることがある
6. 目的もなく歩き回ることがある
7. 探し物をすることがある
8. じっとしていられない
9. 助言や介護に抵抗感を示すことがある
10. 混乱、錯覚、興奮することがある

各項目に0～3点 (0：ある　1：時々　2：まれ　3：ない) をかけて、合計した点数を「もくもく度」とする。
23点以下が情緒不安定の目安。

● ストレスを減らすストレストレーニングが第2の脳トレ！

　さて、ストレストレーニングの方法について述べたいと思います。ひと言でいえば単純作業がよいのです。塗り絵、写経、読経、積み木、フラダンスなど。簡単な動作、作業を繰り返し続けていると、いつのまにか心が落ち着いてきます。

　「心が落ち着く」とはまさに大脳辺縁系が安定しているという状態です。ストレストレーニングは大脳辺縁系にターゲットを定めた訓練なのです。

　大脳辺縁系にストレスとアミロイドが相次いで攻め寄せてくるシーンを想像してみてください。大脳辺縁系はストレスに弱いので、まず先陣としてストレスが襲いかかります。これでかなり弱ったところにアミロイドが追い打ちをかけるのです。アミロイド単独より、ずっと破壊力が増すはずです。

　そのような訳で、認知症が発症する前後はストレス対策が必須です。「落ち着いた心」を保つことが大切といえます。

ストレストレーニングのポイント⑥

・ニコニコ散歩は朝（午前中）がよい
ニコニコと楽しく散歩することはストレス軽減につながります。決してイヤイヤ歩かないでください。途中で喫茶店に入って美味しいコーヒーを飲むなど、アクセントをつけるのもよいでしょう。もうひとつ、散歩するなら朝方が望ましいと思います。朝陽を浴びると、脳内にメラトニンというホルモンが分泌され、夜の睡眠に導くのです。認知症予防に質のよい睡眠は重要です。

● ストレストレーニングは「もくもく作業」

ストレストレーニングは単純作業と説明しましたが、昔話を思い出して語り合うこと（回想）、懐かしい映画や音楽を楽しむこと、アロマテラピー、座禅なども大脳辺縁系を元気にするストレストレーニングといえます。これらを総合的に言い表すと、「もくもく」とした作業がよいのです。

「もくもく作業」は先に行こうとせず、その場に止まって同じ作業や動作などを続けることです。そのうちに平常心が形成され、情緒も安定していくのです。無理せず気楽な気持ちでニコニコと作業を続けてください。

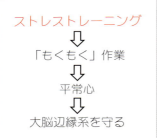

「もくもく作業」は大脳辺縁系を癒します。イライラ、カッカする人は、特に「もくもく」を意識してください。

ストレストレーニングのポイント⑦

・右脳には塗り絵、積み木
アルツハイマー病では右脳の機能が低下することが多く、右脳を強化するよう心がけるべきです。右脳は左脳に比べて大脳辺縁系に優しく、右脳を鍛えることは弱った大脳辺縁系を立ち直らせることにつながります。右脳は芸事、遊び事を行います。塗り絵、積み木のような単純な作業を、続けるうちに心が落ち着いてくるうえに、右脳も元気にします。

● ストレストレーニングはインスリンも元気にする

　先に述べたように、インスリンの働きはストレスにより弱くなります。インスリンはアミロイドも掃除しますから、弱くなってもらっては困ります。弱くなれば、アミロイドが掃除されず、脳内に余りものとして残っていきます。
　ストレストレーニングは大脳辺縁系が傷つくのを守るのですが、敵はアミロイドで、インスリンにアミロイド掃除を頑張ってもらわなければなりません。ストレストレーニングでインスリンを元気にさせるのです。
　ストレストレーニングで大脳辺縁系の神経細胞が元気になります。そればかりでなく、インスリンも元気になるので、アミロイドが掃除されます。このようにして大脳辺縁系が守られるのです。

ストレストレーニング

神経細胞が　　インスリンが
元気になる　　元気になる

アミロイドが減る

ストレストレーニングのポイント⑧

・左脳には音読、写経
左脳を強化しなければならないときもあります。音読、写経などの作業は左脳を刺激します。あまり意味を考えず（意味のわからない文を）読んだり、写したほうが無心になれ、大脳辺縁系が休まります。右脳を鍛える塗り絵、積み木も同じですが、主体は大脳辺縁系を癒すことです。右脳の訓練か左脳の訓練かは、患者さんがとっつきやすいほうでよいでしょう。

● ストレストレーニングをやり遂げたら前頭葉も元気になる

　ストレストレーニングは「もくもく作業」です。単調な作業なので、途中で飽きたり投げ出したりしたくなるかもしれません。しかしそこからが勝負です。それでも続けているうちに、いわゆる"無我の境地"に達します。無心になるのです。大脳辺縁系が癒される瞬間です。

　さらにトレーニングの目標（ゴール）が迫ってくるころには、目標達成の充実感を味わうことになります。これは前頭葉の強化にもつながります。ストレストレーニングは大脳辺縁系を元気にする訓練ですが、ゴールに近づくと前頭葉（前頭前野）も元気にすることができるのです。

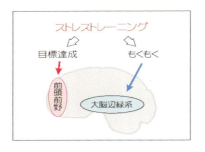

　仕事をしてお金を稼ぐのと同じで、もくもく作業をした後にご褒美があると達成感がより高まります。前頭葉がますます元気になります。

ストレストレーニングのポイント⑨

・ペットを可愛がるのもよい
ペットを可愛いと抱きしめることでオキシトシンという神経ホルモンが分泌されます。オキシトシンはセロトニンの分泌を高め、ストレスを和らげます。よってペットテラピーはストレストレーニングといえるのです。ペットの世話をすることは前頭葉の活性化にもつながり、イベントトレーニングにもつながります。

● ストレストレーニングでセロトニンが分泌される

　ストレスにより大脳辺縁系が傷つくと、ノルアドレナリンというホルモンが脳内で分泌され、不安、不快という感情が湧き上がります。これに対してセロトニンというホルモンが分泌され、ノルアドレナリンを抑える働きをします。セロトニンは情緒を安定させるホルモンなのです。セロトニンが不足する疾患として、うつ病が知られています。老人性うつ病の患者はアルツハイマー病になりやすいといわれています。うつ病も大脳辺縁系の障害によって起こります。考えてみれば、老人性うつ病がアルツハイマー病に進行するのも道理で、ストレスにとびきり弱い大脳辺縁系が傷ついてうつ病になった後にアミロイドが襲えば、アルツハイマー病にまで達してしまうかもしれません。

　ストレストレーニングによりセロトニンが分泌され、大脳辺縁系が癒されるのです。そしてアミロイドの猛攻から身を守るわけです。

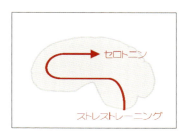

ストレストレーニングのポイント⑩

・笑顔をつくる、笑顔で踊る、笑顔で歌う
笑顔を意識して無理にでも笑顔をつくると、脳内でセロトニンが分泌されます。鏡に向かってニコッとする、みんなでいっしょにニコニコする、ダンスを踊りながらニコッと笑う、ニコヤカな表情で唄を歌う、などの行為により、ストレスを解消することで、大脳辺縁系が回復するでしょう。

知っておきたい予備知識

ストレストレーニングで脳のどこが活性化される？

ストレストレーニングは傷ついた大脳辺縁系を元気にするのが主目的です。そのために、好きな「もくもく」課題をニコニコ楽しみながらこなしていくことが大切です。脳には多くの部位があり、それらが連合して課題をこなすのですから、大脳辺縁系の訓練のついでに他の部位も鍛えていることにもなります。以下のストレストレーニングでは、脳のどの部位が鍛えられるのでしょう？

- 塗り絵
    →大脳辺縁系（楽しい、もくもく）
    　頭頂葉（絵を描く）
- 写経、単純計算
    →大脳辺縁系（もくもく）
    　頭頂葉（字を書く、計算する）
- 映画鑑賞
    →大脳辺縁系（懐かしい）
    　後頭葉（見る）、側頭葉（聴く）
- 太極拳
    →大脳辺縁系（もくもく）
    　頭頂葉（姿勢を保つ、整える）

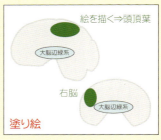

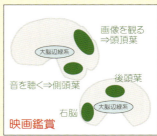

- 回想
    - →大脳辺縁系（懐かしい）
        前頭葉（活力、意欲がよみがえる）
- アロマテラピー
    - →大脳辺縁系（気持ちいい）
        前頭葉（嗅ぐ）
- フラダンス
    - →大脳辺縁系（楽しい、もくもく）
        頭頂葉（姿勢を保つ）
        側頭葉（音楽を聴く）
- ペットテラピー
    - →大脳辺縁系（可愛い）
        前頭葉（世話をする）

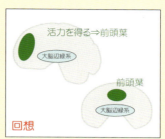

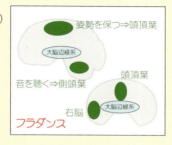

54

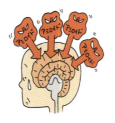

認知症が進行してきた第3段階は
イベントトレーニング‼

　アルツハイマー病の初期までは、主に大脳辺縁系のあたりが"戦争"の地域です。アミロイドと神経細胞の攻防が行われているのです。アルツハイマー病が始まる前の状態を軽度認知障害（MCI）といいますが、この段階も大脳辺縁系が"主戦場"です。その後、徐々にもの忘れがひどくなり（大脳辺縁系が攻略されていき）、社会生活から脱落していくのです。

　大脳辺縁系を攻略したアミロイドは、もっと強い敵である大脳新皮質を攻略しようと勢力を伸ばしてきます。主戦場が大脳新皮質に移るのです。アルツハイマー病中期には大脳新皮質の神経細胞もかなり減ってきます。その結果、これまで習得してきた高等な知識や技術を失うことになります。日常生活が困難になっていきます。そして大脳新皮質のなかでも、アミロイドの最終標的が前頭葉です。アルツハイマー病ばかりでなく、すべての認知症で前頭葉が壊れると、一気に病状が進んでしまいます。

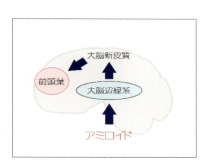

アミロイドは大脳辺縁系の後、大脳新皮質にまで攻めかかる。そして最終的には前頭葉が狙われる。

そこで深刻になってくるのが神経ホルモンの不足です。神経細胞から神経ホルモンが出なくなってくるのです。アミロイドの侵攻により神経細胞が減ることも問題ですが、実際には神経ホルモンの減少が切実に影響します。神経情報を伝えるホルモンが減っていくにつれて認知機能が落ちていきます。アルツハイマー病も末期に至るころには、脳内では神経ホルモンがほとんど分泌されていないという状況を思い浮かべてください。そうなると、患者さんはなにもやろうとしなくなり、座りきり、寝たきり生活へ進むことになります。

　なにかを思いついて、それを達成するには、脳内でいくつかの神経ホルモンが分泌され、神経細胞の間を飛び回らなければいけません。神経ホルモンを分泌させるためには、ヒマにしていてはいけません。特にアルツハイマー病が進んだときは、どんどんイベントを入れることが大切です。イベントを毎日予定して実行するイベントトレーニングが有用です。認知症が進行してきたら、神経ホルモンを増やすことを考えてください。

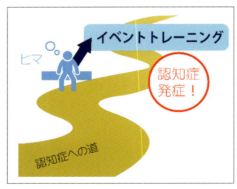

イベントトレーニングは、認知症が進んできて、意欲が低下したときに有用。

● アルツハイマー病の最後の砦は前頭葉

　アミロイドの最終標的は前頭葉です。前頭葉は脳のリーダー（大将）ですから、ここを取られるとゲームオーバーです。前頭葉がやられた認知症は寝たきりに近づいていきます。前頭葉は認知症への道の最後の砦なのです。

　前頭葉には運動野と前頭前野という領域があります。運動野は運動、前頭前野は意欲、想像などを司る中枢です。前頭葉がダメになるということは、運動機能が低下するだけでなく、運動する意欲も低下するのです。前頭葉障害で寝たきりになるのは、"動けない""動かない"の両方の要素が組み合わさって起こるのです。

　アルツハイマー病に限らず、認知症において最悪の転機は寝たきりになることです。認知症が進んできたら、前頭葉を強く意識してください。

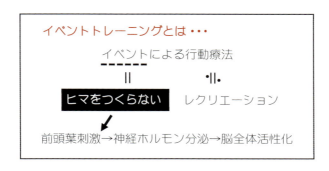

● 前頭葉は大脳辺縁系を助ける

　前頭葉は会社の社長のようなものです。前頭葉が脳全体のリーダーであるというのは、社長が会社の社員全体に目を配るのと同じです。会社のプロジェクトを企画して社員全体を動かす以外に、弱い社員への気配りも大切です。

　会社の業績を上げるために社長がプロジェクトを企画して会社全体が活動するのですが、前頭葉の指令で脳全体が機能するのと同じことだと思ってください。その結果、神経ホルモンが分泌されます。

　その一方で、社長は弱い社員を助けます。脳において弱い社員というのが大脳辺縁系です。すでにアミロイドに責め立てられ弱った大脳辺縁系に前頭葉は慰めの言葉をかけます。認知症が進んだときこそ前頭葉の役割は重大なのです。

イベントトレーニングのポイント①

・イベントを自分でつくるのがいちばんよい
イベントトレーニングの目的は前頭葉を活性化して、神経ホルモンを分泌させることです。イベントをこなす過程で前頭葉が働いて神経ホルモンが分泌されるのですが、自分でイベントを探して実行すれば、神経ホルモンの分泌はさらに多くなります。

● 前頭葉が働かないと神経ホルモンが分泌されない

　このように前頭葉の働きは脳全体の運命を左右するのですが、前頭葉がダメになったときは脳全体が機能停止することになります。前頭葉が働くたびに神経ホルモンが分泌されるわけですから、前頭葉の元気がなくなると、神経ホルモンが脳内で枯渇するようになります。

　何とか前頭葉を元気にしなければなりません。そのためにはイベントが必要になります。イベントをやり遂げるため、前頭葉が脳全体に指令を飛ばし、その際に神経ホルモンが分泌されるのです。

　メタボトレーニング、ストレストレーニングの後に頑張らなければならないのがイベントトレーニングです。残念ながら認知症が進んできたときは、イベントトレーニングが中心になります。

イベントトレーニングのポイント②

・目標は低いほうがよい

前頭葉は目標をつくり達成することで元気になっていきます。高い目標をやっとの思いで達成すれば最高ですが、まずは低い目標を設定して、それをどんどんやり遂げて達成感を味わいましょう。イベントは質より量（数）を重視すべきときもあります。

● 認知症が進むほど神経ホルモンが減る

　記憶は神経細胞間を主にアセチルコリンという神経ホルモンが情報を伝達することで伝えられます。その他の神経ホルモン（セロトニン、ドパミンなど）も記憶に関与しているといわれます。アセチルコリンをはじめとした記憶に関するホルモンが分泌されないと、もの忘れが起こります。

　もの忘れは老化とともに強くなっていきます。これは神経細胞の減少によるといわれますが、実質的には神経ホルモンの分泌低下に比例します。もの忘れがひどくなると軽度認知障害（MCI）、そして認知症まで進んでしまいます。

　認知症はアルツハイマー病なら初期（Ⅰ期）、中期（Ⅱ期）、末期（Ⅲ期）という順に進みます。単なる物忘れ→MCI→Ⅰ期→Ⅱ期→Ⅲ期と一段階進むにつれて、アセチルコリンは半分ずつに減っていくと考えてください。

　認知症の進行程度と神経ホルモンの数は反比例するわけで、認知症が進んだときは神経ホルモンの不足を念頭に考えておくべきです。薬としては主にアセチルコリンを補充するだけですが、記憶障害にはある程度の効果を発揮すると思います。しかし不足するのはアセチルコリンだけではないので、その他の手段で神経ホルモンを増やすことを考えなければなりません。そのひとつがイベントトレーニングなのです。

イベントトレーニングのポイント③

・散歩でワクワク

散歩はかなり有用なイベントトレーニングになります。「もくもく」歩くことでストレストレーニングにもなりますが、散歩の途中でいろいろと楽しいことがあれば、「ワクワク」してきます。また、散歩の目標を 5,000 歩としたとき、それを成し遂げたときの達成感で「ワクワク」します。「ワクワク」は前頭葉を元気にします。これもイベントトレーニングの目的です。

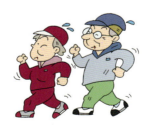

知っておきたい予備知識
神経ホルモンにはどのようなものがあるのか？

　何十種類も神経ホルモン(神経伝達物質)が知られていますが、以下に代表的なものを挙げます。神経ホルモンは神経細胞が他の神経細胞に情報を伝達するときに放出されます。それぞれのホルモンには特定の情報を伝える役割があります。あなたはどの神経ホルモンが足りないでしょうか？

脳内ホルモン	情報	役割
ノルアドレナリン	集中、覚醒	"ドキドキ"
アセチルコリン	記憶、集中	"テキパキ"
セロトニン	平常、集中	"もくもく"
ドパミン	意欲、快感	"ワクワク"
ガンマアミノ酪酸(GABA)	鎮静	"らくらく"
メラトニン	睡眠	"スヤスヤ"
オキシトシン	愛情	"ラブラブ"

知っておきたい予備知識

あなたの「ワクワク度」は？

　前頭葉の状態を「ワクワク度」として調べます。意欲のほかに協調性、創造性などの評価になります。「もくもく度」と同じく家族や介護スタッフがチェックする評価法です。「ワクワク度」が低ければ、「ワクワク」が足りないということになり、イベントトレーニングを頑張りましょう。

　「もくもく度」といっしょにチェックすると、脳の状態が大雑把に把握できます。「ワクワク度」に比べ「もくもく度」が低下していたなら、大脳辺縁系が弱っています。まずはストレストレーニングにもどりましょう。「もくもく度」より「ワクワク度」が低ければ、前頭葉が追い詰められています。イベントトレーニングまたはメタボトレーニングを頑張りましょう。

【ワクワク度】

1. 自分から進んであいさつができる
2. 自分から進んで取り組む
3. 休まずに訓練に行ける
4. 仲間といっしょの行動ができる
5. 1日の目標が立てられる
6. 日記やメモを書く意欲がある

7. 感想、反省ができる(振り返りができる)

8. 好きなこと、得意なことに反応する

9. 体操、運動に意欲的に取り組むことができる

10. 物事を自分で選ぶことができる

各項目に0～3点(0：できない　1：まれ　2：時々　3：よくできる)をかけて、合計した点数を「ワクワク度」とする。23点以下が意欲低下の目安。

● イベントをこなすイベントトレーニングが第３の脳トレ！

　イベントトレーニングの目的は、前頭葉に働く機会を与えることです。そのため、イベントを用意して実行するのです。患者さんが自分でイベントを企画できたらいっそうよいのですが、無理な場合が多いので、周りがイベントを用意して、それをこなしてもらう（楽しみ達成する）のです。

　デイサービスや老人ホームなどで、スタッフが知恵を絞って企画する催し物、課題、訓練がイベントにあたりますが、目的は"患者さんの前頭葉を活発にすること"なのです。またイベントトレーニングのポイントは、患者さんが前向きに取り組めるかどうかです。あまり難しい課題はクリアできないので、避けたほうがよいでしょう。低い目標を達成していくうちに前頭葉は元気になっていきます。前頭葉は向上心を形成する中枢なので、調子にのってきたときは、もう少し上の課題に挑もうとします。それもクリアできたならば、確実に前頭葉は元気になってきていると考えられます。

イベントトレーニングのポイント④

・行く場所をつくる
ただ単に散歩するだけでなく、行く場所があると退屈しないと思います。買い物、喫茶店、文化センター、デイサービスなど、行く場所をつくれば目的も生まれ、他人との交流も生まれます。毎日出かけるモチベーションが起こります。散歩の延長として旅行もお奨めです。旅行はイベント満載です。

● 「ワクワク」がイベントトレーニングのヒント

　どのようなイベントがよいのでしょう？　そのヒントは「ワクワク」です。「ワクワク」することにより向上心が高まり、前頭葉が元気になるからです。
　それでは、どのようなときに「ワクワク」するのかというと、まずは楽しいと思うことです。イヤイヤ行っていると前頭葉がまともに働かないし、イヤというストレスで大脳辺縁系も疲れてしまいます。楽しいことをするべきです。そのため、少しレベルを下げてスラスラと課題をこなして、自信を深めるのも一策といえます。だんだん「ワクワク」してくるはずです。
　次に、頑張ってイベントをこなした後、充実感や達成感があれば「ワクワク」します。イベントの成果を発表する、あるいは、点数にするなどもよいと思います。点数が上がっていけば、前頭葉は活性化するはずですし、やり遂げた後にご褒美があると、なおさら「ワクワク」します。"アメとムチ"のアメのほうが「ワクワク」するはずです。

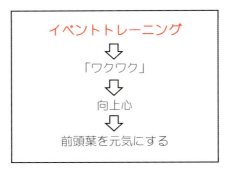

イベントトレーニングのポイント⑤

・日記でイベントを振り返る、イベントを予定する

アルツハイマー病では、近時記憶といって数時間以内の記憶が最も失われます。したがって日記はアルツハイマーの患者にとって苦手な作業ですが、毎日イベントを意識して行うと、日記に書くことができるようになります。さらに、明日のイベントの予定を書けるようになれば、認知症は進みません。

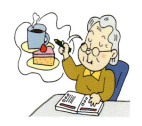

● イベントトレーニングが前頭葉を元気にする

　先に述べたように前頭葉には運動野と前頭前野があります。大雑把にいうとメタボトレーニングは運動野（運動機能）、イベントトレーニングは前頭前野（精神機能）を活性化します。イベントトレーニングではイベントをこなす過程で神経ホルモンが分泌されるのを目指すのですが、イベントを成し遂げたという達成感で前頭前野が元気になるという目的もあります。

　前頭前野は前頭葉のなかでももっとも高度な精神機能をつかさどります。先ほど前頭葉を会社の社長にたとえましたが、このような高度な活動は主に前頭前野が行っているのです。イベントトレーニングはくたびれてなにも指令しない会社の社長に息を吹き込むのです。とっつきやすいプロジェクトを社長に提案するようなものです。うまくいくと、社長は再びやる気を出して、あちこちに指令するようになるでしょう。こうなれば、会社に活気がもどり、生産性が高まります。神経ホルモンが脳内に増えるのです。

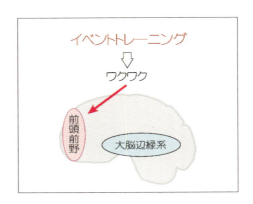

イベントトレーニングのポイント⑥

・**昔の趣味と同系のイベントがとっつきやすい**
嫌なイベントを無理に行っても効果はありません。好きな課題のほうがとっつきやすく、達成しやすいと思います。昔ゴルフが得意だった人はゲートボール（玉入れ）、農作業が好きだった方は園芸（土いじり）がイベントとして適切でしょう。認知症の訓練は、苦手な科目より得意科目のほうがはかどります。

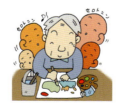

● イベントトレーニングでドパミンが出る

　もう一度、神経ホルモンの話をします。イベントを達成するには前頭葉がまず働かなければなりません。イベントトレーニングで止まっていた前頭葉を始動させるのです。その際、ドパミンというホルモンが分泌されて、前頭葉を元気にします。「ワクワク」でドパミンが分泌され、前頭葉が活性化するわけです。

　前頭葉が元気になると、前頭葉は脳のいろいろな部位へプロジェクトを実行すべく指令を出します。その際、その他の多くの神経ホルモンが分泌されることになります。このようにして、脳全体で神経ホルモンが飛び回り、脳に活気がもどるのです。

　ドパミンは意欲、快感を司る神経ホルモンです。イベントが次々に達成されると、さらに意欲が増して快感も生ずる（イベントが楽しくなってくる）はずです。まさに好循環といえます。

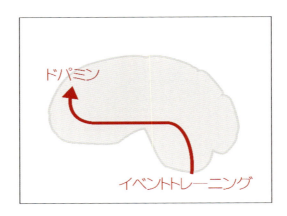

イベントトレーニングのポイント⑦

・ゴールを設定する、結果や成果を形にする

前頭葉はイベントを思いつき、実行し成し遂げることで元気になっていきます。そして頑張った成果を周りから褒められると、さらに元気になります。目標は低いほうがよいと述べましたが、ゴールを明確にすることも大切です。ただダラダラと課題を続けるようなことはしないでください。なによりもゴールすることが大切なのです。ゴールしたら、結果や成果が形になるようにしてみましょう。他との比較ではなく、自分がどれだけ頑張ったかを形にできるとよいでしょう。

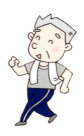

● 意欲低下にイベントトレーニング

アルツハイマー病が進むと前頭葉がダメになっていくので、どうしても意欲が低下していきます。そのころには理解力も相当低下しているため、周りの勧めに対して拒絶する傾向が強くなります。相手のいっていること、勧めていることがよくわからず、やる気力も落ちているので、拒絶してしまうのです。

イベントトレーニングは認知症が進んだ時期に適すると述べましたが、認知症初期や認知症以前でも意欲低下が激しい人には試してみるとよいでしょう。認知機能はまあまあでも、無気力な人はいっぱいいます。そのような人の脳はおそらくアセチルコリンよりドパミンの不足が深刻なはずです。

先に述べた「もくもく度」「ワクワク度」なども参考にして適切なトレーニングを選んでください。

イベントトレーニングのポイント⑧

・頑張った分のご褒美があるとよい

ゴールのテープを切ったら、みんなで拍手をしてあげましょう。前より上達していることを実感すると前頭葉は満足するでしょう。イベントトレーニングを成し遂げたこと、上達したことに対して何らかのご褒美があると、やる気がさらに湧きます。

知っておきたい予備知識
イベントトレーニングで分泌される神経ホルモンとは？

散歩

神経ホルモン	どのような状況で分泌される？
ドパミン	面倒でも始める、ワクワク、歩ききり達成感
セロトニン	もくもく無心になる
ノルアドレナリン	転倒や車に気をつけて緊張感
メラトニン	朝方歩くと、夜の睡眠を誘う

日記

神経ホルモン	どのような状況で分泌される？
ドパミン	面倒でもノートを開いて思い出す
アセチルコリン	数時間前の記憶を思い出す

趣味

神経ホルモン	どのような状況で分泌される？
ドパミン	上達しようとする向上心、次を楽しみに予定する
セロトニン	もくもく熱中する
アセチルコリン	上手くできるよう集中

旅行

神経ホルモン	どのような状況で分泌される？
ドパミン	面倒でも出かける意欲、ワクワク、帰ったときの満足感
セロトニン	リラックス
ノルアドレナリン	旅先の緊張感

仕事

神経ホルモン	どのような状況で分泌される？
ドパミン	面倒でも始める、仕事を無事終えて達成感
セロトニン	もくもく仕事に熱中
ノルアドレナリン	失敗しないよう緊張
アセチルコリン	テキパキ仕事をこなす、注意する

作品の展示	神経ホルモン	どのような状況で分泌される？
	セロトニン	もくもくと作品を作っていく
	ドパミン	完成が近づくと達成感、みんなに褒められる満足感
	アセチルコリン	上手く作ろうと集中、注意

合唱	神経ホルモン	どのような状況で分泌される？
	セロトニン	心地よい音楽を聴く、楽しく声を出す
	ドパミン	みんなに合わせて歌う、歌い終えた達成感
	アセチルコリン	間違えないよう注意、集中

食事会	神経ホルモン	どのような状況で分泌される？
	ドパミン	ワクワク、みんなに合わせて食事
	オキシトシン	異性との会話でときめく

3つのトレーニングで
認知症を遠ざける

　いままでメタボトレーニング、ストレストレーニング、イベントトレーニングについて説明してきました。本章ではこれらのトレーニングのおさらいをしていきます。

　まずメタボトレーニングですが、これは認知症が始まるずっと前から始めるべきです。メタボトレーニングで少しでもアミロイドを減らすことができたら、アルツハイマー病の発症は遅れるはずです。運悪く認知症が発症してしまっても、メタボトレーニングは引き続き行ってください。またメタボトレーニングで動脈硬化、がんなど、他のメタボ疾患も予防できますので、一挙両得になります。

　基本は散歩です。また安心して散歩できるように歩行能力を高める筋トレも怠ってはいけません。

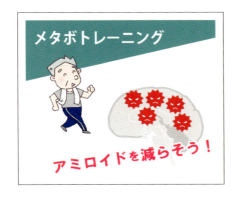

次にストレストレーニングですが、認知症でなくても老年期にストレスを抱えるのはいろいろな病気の引き金になってしまうことを忘れてはいけません。メタボトレーニングで述べたように、ストレストレーニングも認知症予防ばかりでなく、脳梗塞、心筋梗塞、がんなどへの予防も期待できます。また認知症が始まった後でも、その後の 10 年を前向きに生活する手段として、ストレストレーニングは重要な脳トレになります。

　自分の得意な「もくもく作業」を手に入れましょう。ストレスが溜まったようなら、"ストレストレーニングに逃げ込む"ようにして、大脳辺縁系を守りましょう。

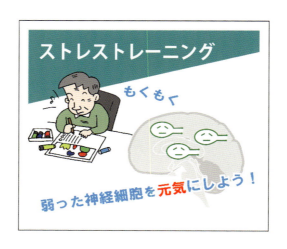

最後にイベントトレーニングですが、老後において認知症発症のいちばんの危険因子はヒマであることだと思います。老後は、往々にしてやることがなくなるのです。認知症が進んでからばかりでなく、歳を取ったらヒマをつくらないこと、すなわち、イベントトレーニングが大切なのです。老後の貯金と同じで、神経ホルモンは年々減っていくことを意識してください。そのためには前頭葉を働かせることです。楽しくなければ生きる意味はないというのは、言い過ぎでしょうか。なにか楽しい出来事がなければ、脳は枯れていくに決まっています。どのようにして「ワクワク」できるかを探し出すのが、老後の大きな課題なのではないでしょうか。

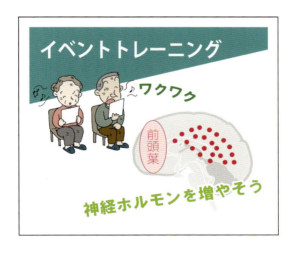

● 大脳辺縁系と前頭葉の強化が大切

　脳はきわめて複雑な構造になっています。精密機械のようなもので、多くのパーツが組み合わさって機能しているのです。認知症でもいろいろなパーツが故障するのですが、あまり複雑に考えてはこんがらがってしまいます。そこで大脳辺縁系と前頭葉に的を絞って考えればどうかと思います。

　先に述べたように、アルツハイマー病において、まず攻撃される脳は大脳辺縁系であり、ここがアミロイドという敵に取られるかどうかが第1関門といえます。そして大脳辺縁系は情緒を司る部分ですから、変なふうに攻撃されたとすると、問題行動などが多い「認知症」になってしまいます。"変なふうに"というのがストレス被害です。ストレストレーニングが効果を発揮します。

　認知症が進んできたら前頭葉を意識してください。ここが攻撃されたら、終わりです。前頭葉の運動野と前頭前野を意識して、運動と意欲の維持・向上を心がけましょう。すなわちメタボトレーニングとイベントトレーニングがよいのです。

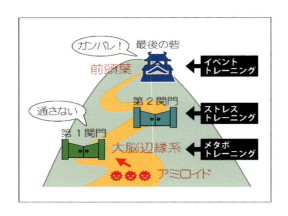

● 大脳辺縁系と前頭葉の強化で“可愛い”認知症になれる

　認知症になれば、ある程度進んでいくのは仕方ないことです。しかし、ここで進んでいくというのは、記憶力、判断力、実行力などの認知症の中核症状のことをいいます。もの忘れが強くなり日常生活が自活できなくなってきたとしても、可愛い認知症患者はいくらでもいます。認知症で決め手になるのは中核症状ではなく、中核症状の延長として発生する周辺症状なのです。

　可愛くない（イヤな）認知症とは、物を盗まれたと家族に文句をいったり（被害妄想）、暴言・暴力を振るったり（攻撃性）、外を歩き回ったり（徘徊）、いくら勧めてもやる気を出さない（拒絶、抑うつ）といった人たちです。周辺症状が強いのです。

　周辺症状を少しでも抑えるには、まず大脳辺縁系を元気にすることです。大脳辺縁系が元気になることは情緒安定につながり、周辺症状も減ることになります。ストレストレーニングが必要です。

　次に前頭葉も活性化しなければなりません。前頭葉がリーダーシップを発揮しなければ、神経ホルモンが分泌されません。また傷ついた大脳辺縁系を慰めるのも前頭葉です。前頭葉に活動の機会を与えるイベントトレーニングが必要なのです。

● イライラカッカにはストレストレーニング、
　イヤイヤにはイベントトレーニング

　どの脳トレを選ぶかについてまとめたいと思います。基本的な順番は、まず脳内にアミロイドを増やさないようメタボトレーニング、次にストレスで神経細胞が弱らないようストレストレーニング、最後に脳の要である前頭葉を元気にするようイベントトレーニングです。

　時期的には、認知症など他人事ながら、ちょっと意識しはじめる中年期にメタボトレーニングを始めます。メタボトレーニングは動脈硬化やがんなど、その他の現代病を予防することにもつながります。

　老年期になり、もの忘れなどが切実な問題になってきたら、ストレストレーニングを追加する必要が出てきます。ストレスが認知症の発症の引き金になり得るからです。

　そして残念ながら認知症が進んでいったときは、イベントをどんどん入れなければなりません。イベントトレーニングの出番です。

　症状から選ぶと、イライラ、カッカ、イヤイヤがキーワードになります。大脳辺縁系が傷つくと、イライラ、カッカになります。ストレストレーニングを重点的に行うべきです。

　一方、前頭葉に元気がなくなると、何事にもイヤイヤとなります。イベントトレーニングで活を入れましょう。先に述べた「もくもく度」「ワクワク度」も参考にしてください。

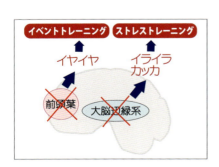

● メタボトレーニングが基本

メタボトレーニングは脳トレの基本と考えてください。なぜなら、アルツハイマー病の根本原因がアミロイドであり、アミロイドが脳のメタボと考えられるからです。もし認知症が進んでいったとしても、根本原因のアミロイドにはずっと備えなければなりません。

メタボトレーニングの目的は内臓脂肪を減らすことですが、それだけでなく、その先にアミロイドを抑えるという副産物があるわけです。もう１つ、メタボトレーニングで筋肉を整えることで歩行が安定するはずです。安全に楽しく散歩するためには、転ばない歩行を身につけなければなりません。

私は、散歩が認知症予防の第１の習慣であると思っています。散歩という有酸素運動で内臓脂肪を減らすだけでなく、五感を鍛えることができます。外の景色を見る、香りを嗅ぐ、音を聞く、物に触るなどをしながら歩くことで脳を刺激するのです。

散歩しているうちにもくもくと歩くなど、無心になっていくこともあり、散歩はストレストレーニングにもなります。四季折々の風物を楽しんだり、催し物を見るため足を運べば、立派なイベントトレーニングにもなります。

● アルツハイマー病初期はストレストレーニングを中心に

　あなたがアルツハイマー病と診断されたなら、できる限り早く薬を飲むことをお勧めします。しっかり薬が効けば、認知症の進行を３年くらい止められます。３年といいましたが、その３年のうちに新しい認知症治療薬が出来上がるかもしれませんし、適切な脳トレを組み合わせれば、もっと長く効果が持続する可能性も十分あります。その脳トレの中心がストレストレーニングです。

　ストレストレーニングはアルツハイマー病が発症する前後に取り入れるべき脳トレなのです。この時期の患者さんの脳内はどうなっているのでしょう？

　まず発症する手前の時期は、アミロイドにより大脳辺縁系がかなり侵されてしまっています。脳内の第１関門が壊されたわけです。ストレスが多いと大脳辺縁系の関門は余計にもろくなり、すぐに破られてしまうことから、ストレスを軽減するトレーニングが必要です。

　アミロイドが大脳辺縁系を破り脳内深くに侵入していくと、神経細胞はバタバタ倒れていき、神経ホルモンを分泌できなくなっていきます。神経ホルモンの減少が限界を超えると認知症が発症するわけです。

　認知症が始まると、記憶障害などで不安が強くなり、ストレスが増大するために、ストレストレーニングの必要性がますます増えてきます。認知症初期のストレス対策がその後の明暗を分ける場合もあります。"鉄は熱いうちに打て"なのです。

● 中期が過ぎればイベントトレーニングを中心に

　アルツハイマー病の初期は社会生活が困難になりますが、日常生活には支障はありません。ところが中期になると、日常生活にも支障が出はじめ、身だしなみや入浴、食事などの作法ができなくなっていきます。そして、だんだん家族や介護スタッフの世話が必要になっていきます。この時期になると、脳内ではどんどん神経ホルモンが減っていきますから、いろいろと課題をこなして神経ホルモンを補充しなければなりません。イベントトレーニングの出番です。

　末期に差しかかると、神経ホルモンの減少はさらに激しくなることから、イベントトレーニングの必要性がさらに増していきます。一方、末期に至ると、情緒不安定などから起こる周辺症状は減っていくことから、ストレストレーニングへの依存度は少なくなります。敵（アミロイド）の標的は大脳辺縁系から前頭葉へ移るのです。言い方を変えると、神経細胞が減っていくのは仕方ないし、この時期になると残り少ない神経ホルモンだけでも目減りしないようにする訓練が大切なのです。そのためには前頭葉を守って、働いてもらうことです。

　認知症も中期を過ぎたら、前頭葉を意識してください。前頭葉が侵されるとゲームオーバーとなります。前頭葉を救うには、イベントを用意してあげることです。前頭葉に元気が出てくれば、自分からイベントを思いつくかもしれません。

● 認知症の訓練は運動に始まり運動に終わる

　アルツハイマー病に限らず、認知症は主に脳の神経細胞が変性して起こります。変性疾患というのはアルツハイマー病の場合のアミロイドのように、体内の余りものが脳に入って神経細胞を壊すから起こるのです。広い意味のメタボが脳の変性疾患を起こすわけです。したがって、認知症が起こるずっと前からメタボトレーニングを始めるべきということになります。スタートは運動なのです。

　運悪く認知症が始まってきたら、メタボトレーニングにストレストレーニング、イベントトレーニングを組み合わせる方針で脳トレを頑張ってもらいます。これでできる限り長く世話のかからない認知症でいられるようにしたいものです。

　しかし残念ながら末期まで進行してしまったときは、何といっても、最悪の事態である寝たきりになることだけは避けたいものです。そのためには、身体（筋肉）の訓練を第１にすべきです。メタボトレーニングという寝たきり予防訓練に励むべきなのです。最後まで運動は大切なのです。

● レビー小体型認知症にはメタボ、ストレストレーニングを

レビー小体型認知症も脳の変性疾患です。アルツハイマー病より変性の範囲が広く、脳幹や後頭葉にも広がります。その結果、自律神経失調、パーキンソン病、意識レベルの変動、幻視（幻覚でまぼろしがみえる）、うつなどの症状が現れます。

レビー小体型認知症は、初期のころから転倒の予防をしなければなりません。自律神経失調による立ちくらみ（起立性低血圧）、パーキンソン症状、意識レベルの低下などで転倒の危険が増すからです。したがって、初期のころから歩行を中心としたメタボトレーニングを重視すべきです。

レビー小体型認知症では、うつ状態に陥る患者さんも多く、ストレス対策も忘れてはなりません。脳内にセロトニンの分泌が少ないと、うつ状態になると考えられます。セロトニンを増やすストレストレーニングが有効です。またうつ状態の高齢者には散歩が有用といわれます。そのためにもメタボトレーニングが必要です。

レビー小体型認知症のまとめ

- 認知症の2位または3位
- アルツハイマー病より記憶障害が軽く、病識が保たれやすい
- 抑うつ、幻視、誤認、意識レベルの変動、パーキンソニズム、自律神経失調が特徴的
- 転倒が多い
- 薬の影響を受けやすい

● 血管性認知症にはメタボ、イベントトレーニングを

　血管性認知症はわが国で減少してきているとはいえ、アルツハイマー病に次いで、レビー小体型認知症と同等に多い認知症です。脳動脈硬化により、脳へ流れる血流が低下して、脳貧血状態に陥ったことにより認知症になるのです。

　脳貧血とは脳が活動するための酸素や栄養が不十分であることで、わかりやすくいえば脳の栄養失調なのです。したがって脳は元気がなくなります。アルツハイマー病に比べると、地味な認知症といえます。また初期のうちから無気力や運動障害が起こりやすく、寝たきりに進行しやすい特徴があるともいえます。

　そのような背景で、血管性認知症の患者さんは運動能力を保つために、メタボトレーニングを特に推奨すべきです。さらに無気力で脳トレに対して後向きになる人が多く、そのためイベントトレーニングを少しずつ増やしていくことを考えてください。その結果、意欲を高めるドパミンが脳内で増えることが期待できます。血管性認知症では、少しでも活動する機会を増やす工夫をすべきなのです。

血管性認知症のまとめ

・以前は認知症の1位
・脳動脈硬化による軟化症や脳出血が原因
・無為、歩行障害、パーキンソニズムなどが出現するが、認知
　機能低下は目立たない
・歩行訓練が重要

認知症 30 日間
養生訓

　私のお勧めする脳トレについて説明してきました。少しずつ始めていただければと思います。脳トレと重なりますが、日々の生活スタイルを改善することも忘れてはいけません。

　アルツハイマー病に悪い生活スタイルは、
　　・メタボ
　　・ストレス
　　・歯周病
　　・欧米食
　　・難聴
　　・不眠
　　・頭部打撲
　　・タバコ
　　・ヒマな老後
が挙げられます。

　決定的なアルツハイマー病治療薬が誕生していない今日において、日々の生活スタイルの努力がなにより大切であると思います。

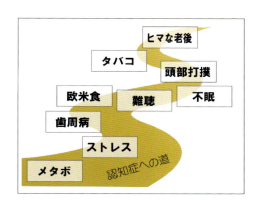

そこで「認知症30日間養生訓」を付け加えておきます。養生訓のやり方は以下のとおりです。

- **1日1日の積み重ね**で認知症を予防するのが目的です。
  1日に1つの養生訓を実行してください。1か月（30日）積み重ねます。
  慣れてきたら、1日に2、3の養生訓をいっしょに実施してもよいと思います。
- 30の**養生訓**は、どれから始めても結構です。
- 1か月ですべて**挑戦**してみることが大事です。
- 1つの養生訓ごとに「**できた**」か「**できなかった**」かをチェックしてください。

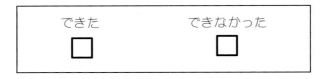

- 各養生訓に難易度が1（★）から3（★★★）までつけてあります。
  難易度1はやる気さえあれば簡単。難易度3はかなりの努力が必要。
- 次の1か月も同じように**再挑戦**してください。
  1年でそれぞれを12回学び努力することになります。
  毎月「できた」の数が増えていくよう努力してください。
- 各養生訓に**参考知識**もつけてあります。
  前の章で述べた事項も繰り返されています。
  余裕があれば、勉強してください。

1.	自分の肥満指数を調べよう、 10 年前の体重と比べよう	難易度 ★☆☆

肥満指数（BMI）が 22〜23 が標準体重です。BMI が 25 以上が肥満です。肥満でなくても、10 年前のころの体重より増えているようでは、メタボの危険信号です。歳を取るにつれて筋肉が減っていくことは仕方ありません。体重が増えたのなら、間違いなく脂肪が増えてきているのです。アミロイドも増えてきているかもしれません。

◆肥満指数（BMI）とは？◆

成人の体格を示す目安になるもの。

[体重(kg)]÷[身長(m)の 2 乗]。25 以上肥満。

できた　　　　　　　できなかった

☐　　　　　　　　　　☐

2.	腹七分でがまんしよう	難易度 ★★☆

メタボとは、要するに必要以上に栄養分を取ることから起こります。中年期を迎えたら、物足りない位の食事量で我慢すべきです。目安は腹七分。それからの一分ずつが余りものにつながると自覚してください。どうしても食べたいなら、"腹一分につき 2〜3,000 歩"と覚悟しましょう。認知症予防のため、まずは「食」を意識しましょう。

◆メタボとは？◆

[必須項目]　ウェスト　　男性≧85cm　女性≧90cm
[選択項目]　以下の 3 項目のうち 2 項目以上
・脂質異常症
・高血圧
・高血糖

できた　　　　　　　　できなかった

☐　　　　　　　　　　☐

3. 夕食は少なめ、しかしタンパク質を取ろう

難易度
★★☆

腹七分を特に意識するのは夕食です。しかしここで注意しなければならないのは、タンパク質はしっかりと取ることです。タンパク質は基本的な体の成分の元で、不足すると筋肉や骨が劣化していきます。タンパク質の不足は老化を早めることにつながります。極端にいえば、夕食はタンパク質だけで良いのです。赤身の肉を少し、刺身5切れ、豆腐1丁、納豆1パックのいずれかくらいのタンパク質を夕食に取りましょう。

◆3大栄養素とは？◆

糖質、脂質、タンパク質。
糖質、脂質はエネルギーの元、
タンパク質は筋肉や骨（スタミナ）の元。

できた　　　　　　できなかった

☐　　　　　　　　☐

4.	1日5,000歩の散歩をしよう	難易度 ★☆☆

内臓脂肪は溜まりやすい一方、燃やしやすい性質があります。脂肪は短時間の歯を食いしばる運動ではなく、長時間のゆっくり(有酸素)運動で燃やされます。内臓脂肪が燃やされれば、アミロイドも燃やされることが期待できます。また歩くことは前頭葉を強化します。10分で1,000歩を目安に1時間弱は散歩をしましょう。

◆散歩の効用は？（その1）◆

・内臓脂肪を減らして動脈硬化を抑える。
・前頭葉を活性化する。
・「もくもく」歩くことで大脳辺縁系を元気にする。
・五感（見る、聞く、嗅ぐ、触る、味わう）を鍛える。

できた　　　　　　できなかった

□　　　　　　　　　　□

5. たくさん食べる日は 3,000 歩アップしよう

難易度
★☆☆

食べた分だけ代謝できなかった栄養分が体内に溜まり、長年の間に有害物質に変質していって、忘れたころに病気が起こってくるのです。毎日、食べた分だけ運動しなければなりません。今日はたくさん食べると思ったときは 3,000 歩くらい追加しましょう。大体 10 分で 1,000 歩ですから、30 分になります。

◆散歩の効用は？（その２）◆

・自律神経を改善する。
・骨を丈夫にする。
・免疫力を高めて肺炎などを減らす。

できた　　　　　　　　できなかった

☐　　　　　　　　　　　☐

6.	運動しないなら 夕食は半分にしよう	難易度 ★★☆

　"美味しい物を存分に食べたいなら、その前に歩きましょう"というのと同じことなのですが、逆に"歩かないなら食べない"というのも当たり前の原理です。朝、昼の食事は普段通りでも、運動しなかった日は、夕食をほとんど食べないくらいに心がけるべきです。

◆動脈硬化の危険因子は？◆

①高血圧　②糖尿病　③脂質異常症　④肥満
⑤タバコ　⑥ストレス
肥満は①②③を合併しやすい。
肥満でタバコを吸う人は 10 年寿命が短い。
ストレスで太る人は内臓脂肪が多い。

　　　　できた　　　　　　できなかった

　　　　□　　　　　　　　　□

7. 筋トレしよう

難易度 ★★☆

主に筋肉で脂肪が燃やされると考えてよいでしょう。アミロイドも燃やされるかもしれません。まずは散歩なのですが、余力があれば筋肉を増やす努力をつけ加えると効果的です。筋トレは散歩では補えない大きな筋肉の強化が期待できます。筋トレには、筋肉を増やす運動と筋肉を伸ばすストレッチがあります。転倒予防も兼ねて、腹筋、背筋と下半身の筋肉を中心に鍛えるべきだと思います。ラジオ体操でも結構です。

◆ストレッチの例は？◆

足先を反らす　　太腿を背中へ反らす　　胸を張る

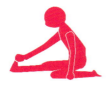
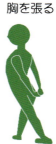

できた　　　　　できなかった

☐　　　　　　　☐

| 8. | ニコニコしよう | 難易度 ★☆☆ |

イライラ、カッカと感じるときは、大脳辺縁系がストレスにさらされていると自覚してください。老年になってからは、このようなときにアミロイドが神経細胞を壊しているはずです。イライラ、カッカしたときは、あえてニコニコとした表情を心がけてください。そうすると情緒を安定させるホルモンのセロトニンが分泌されて、すぐに不安、不快の嵐は過ぎ去るでしょう。

◆セロトニンとは？◆

脳の神経ホルモン（伝達物質）で、分泌されると情緒が安定する。
神経伝達物質のひとつで、人の精神活動のなかで落ち着きや生体リズム、睡眠、体温調節、ゆとりをもつことに関連する物質といわれています。

できた できなかった

□ □

9. もくもく作業をしよう

難易度
★★☆

　「もくもく」作業はストレスに弱い大脳辺縁系を助けます。もくもくと単純作業を続けることでセロトニンが分泌されて、徐々に大脳辺縁系の元気がもどってきます。塗り絵、積み木、写経、読経、簡単な計算問題、音楽鑑賞、懐かしい映画鑑賞、ヨガ、フラダンス、太極拳、回想（昔を思い出す）などがもくもく作業です。散歩ももくもく作業ですが、メタボの予防にもなり、一挙両得です。

◆大脳辺縁系とは？◆

もっとももろい脳で、アルツハイマー病で最初に侵される。ストレスにも弱い。海馬（記憶の中枢）、扁桃体（情緒の中枢）などもここに含まれる。

できた　　　　　　　　できなかった

□　　　　　　　　　　□

10.	芸事（絵、音楽など）をしよう	難易度 ★★★

読み、書き、計算などの勉強事をする左脳は大脳辺縁系に厳しく指令しますが、音楽、絵画、想像といった芸事をする右脳は、大脳辺縁系に優しい（甘い）はずです。大脳辺縁系が弱ってきたら、右脳のほうが優しくてよいのです。中年期以降は、これまで休みがちだった右脳を鍛えるように努力すべきです。そのためには芸事（絵、音楽、踊りなど）、遊び事を積極的に楽しむことです。

◆大脳新皮質とは？◆

大脳新皮質は、大脳辺縁系の上に覆いかぶさっている。
大脳新皮質は、高等で大きく、右脳と左脳に分かれる。
また前頭葉、頭頂葉、側頭葉、後頭葉という分け方もある。

できた　　　　　　　　できなかった

☐　　　　　　　　　　☐

11. 歯をしっかり磨こう

難易度 ★★☆

歯周病はアミロイドを増やします。いつもより2倍くらい時間をかけて磨きましょう。食事の後は歯を磨きましょう。歯科での定期的なマウスケアもお勧めします。しっかり噛むことでセロトニンが分泌されてストレスを和らげ、情緒を安定させます。ガムを噛むことも同様な効果があります。

◆残った歯の本数は？◆

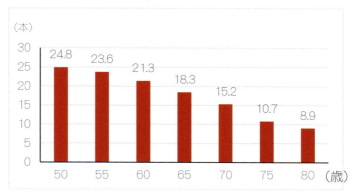

できた　　　　　できなかった

□　　　　　　　□

| 12. ゆっくり噛んで食べよう | 難易度 ★☆☆ |

すぐに飲み込んでしまわないで、よく噛んで食べることを意識してください。噛むことで海馬などの大脳辺縁系が元気になるそうです。ゆっくり噛んで食べることで誤嚥もなくなります。20回くらいは噛むようにしましょう。

◆歯周病菌が起こす病気は？◆

- 狭心症、心筋梗塞
- 脳梗塞
- 糖尿病
- 骨粗鬆症
- 関節炎
- 誤嚥性肺炎
- 腎炎
- ピロリ菌感染胃疾患

できた　　　　　できなかった

☐　　　　　☐

13. 大股で歩こう

難易度
★☆☆

どうしても歳を取ると小股歩行になり、前に倒れ込むことが多くなります。老人は転んではいけません。足や腰の骨を折って寝たきりになること以外に、頭を打って脳の神経細胞にダメージを与えるなど、多くの問題があります。また、慢性硬膜下血腫が1か月後に出ることもあります。ゆっくり大股で歩くことを心がけてください。いまより10cm歩幅を増やしましょう

◆高齢者の歩行は？◆

・小股
・前傾姿勢
・スリ足
・突進
・膝曲げ

できた   できなかった

☐   ☐

14. 足踏み 10 分を 2 回やろう

難易度
★☆☆

外を楽しく大股で散歩するのが理想ですが、天気が悪かったり 1 人で散歩するのに自信がない人は、自宅で足踏みをしてください。10 分の足踏みで 2,000 歩の散歩くらいの運動量になりますから、それを 1 日で 2 回行いましょう。足踏み 5 分を 1 日 4 回でも結構です。太ももを高く上げて足踏みをすると、歩くのとは別の筋肉（お尻周辺の筋肉）が鍛えられます。

◆寝たきりになる原因は？◆

1 位：脳卒中
2 位：認知症
3 位：老衰
4 位：転倒・骨折
5 位：パーキンソン病

できた　　　　　　できなかった

☐　　　　　　　　☐

15. 肉より魚、豆を食べよう

難易度
★☆☆

おかずのタンパク質は肉か魚か豆です。肉の飽和脂肪酸は
神経細胞の膜を固くするため、脳細胞の柔軟性が低下して
働きが悪くなります。魚の不飽和脂肪酸（EPA、DHA）や
豆のイソフラボンは神経細胞を元気にします。肉か魚か迷
ったら、魚を選択するのが無難です。

◆EPA、DHAとは？◆

EPA：エイコサペンタエン酸の略称。イワシ、サバ、ア
　　　ジなどの青魚に多く含まれ、血栓や高脂血症を予
　　　防する。その結果、動脈硬化や心筋梗塞、脳梗塞
　　　を防ぐ作用がある。
DHA：ドコサヘキサエン酸の略称。体内でEPAから変化
　　　する。脳細胞の活動を活性化させ，認知症の予防
　　　や治療などに利用できるのではないかといわれて
　　　いる。

できた　　　　　　　できなかった

☐　　　　　　　　☐

16. 野菜、果物を取ろう

難易度 ★☆☆

野菜、果物は現代人が不足しがちな食物繊維、ビタミン、ミネラルを多く含みます。食物繊維は腸管を掃除して脂肪などの余った栄養分を体外へ運び出します。アミロイドを減らす作用も期待できます。ビタミン、ミネラルは代謝を高めてアミロイドなどの余りものを減らす、神経細胞の機能を高める、などの働きがあります。

◆「まごたちやさしい」とは？◆

動脈硬化や認知症によい食べ物として「まごたちやさしい」がある。

「ま」：豆、「ご」：ゴマ、「た」：卵、
「ち」：チーズ、「や」：野菜、「さ」：魚、
「し」：しいたけ、「い」：イモ

できた　　　　　できなかった

☐　　　　　　　☐

17.	お刺身、納豆、豆腐を食べよう	難易度 ★☆☆

これらは日本人が昔から食べてきた食材です。EPA・DHA、食物繊維、植物性タンパク質などを豊富に含みます。昔の日本人にはアルツハイマー病は珍しく、これらの食材がアミロイドの発生を減らしたり、神経細胞を丈夫にしていたと考えられます。

◆イワシ何匹？◆

　1日に5匹くらいを目標に食べてください。他の青魚に変えてもよいし、場合によってはサプリメントも。

できた　　　　　　できなかった

□　　　　　　　　□

18. 白内障、緑内障を調べよう	難易度 ★★☆

高齢者の脳（神経細胞）はもろいので、打撃により簡単に死んでしまいます。まずは転ばないことですが、柱とかタンスの角などによく頭をぶつける高齢者もいます。ちょっとした打撃でも神経細胞が傷つく可能性があるため、それを繰り返せば認知症へ至る危険もあり得ます。注意して周りを見ること、白内障、緑内障などで見えにくいのなら、できる限り早く治療を受けてください。

◆白内障、緑内障の症状は？◆

　白内障は眼球の前面にある水晶体が濁ることで、物がぼやけて見えるようになり、特に暗い場所ではより見えにくくなる。
　緑内障は眼球の圧が高まり、視神経が圧迫されて視野が狭くなったり、見えにくくなる。

できた　　　　　　　できなかった

☐　　　　　　　☐

19. 聴力を調べよう、補聴器をつけよう

難易度 ★★☆

音からの情報は認知症に大切な大脳辺縁系を刺激します。刺激は多いに越したことはありません。補聴器は付け心地が悪い、雑音が大きいなどの理由で敬遠されがちですが、脳のためには強力なパートナーといえます。耳の遠い認知症の老人は、認知症から逃げるのと同じく、補聴器からも逃げているのです。

◆年齢別による聴力低下は？◆

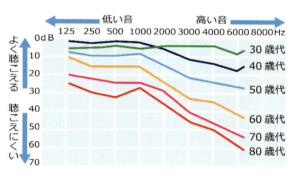

高齢者は高い音が聴こえにくい。

できた　　　　　できなかった

☐　　　　　　　☐

20.	朝に散歩してみよう	難易度 ★★☆

どうせ散歩するなら、朝（午前中）にすると効果的です。朝日を浴びるとメラトニンが脳内で分泌され、夜の寝つきがよくなります。昼間ウトウトしているヒマがあったら、早めに散歩に出ましょう。メラトニンは睡眠を高める神経ホルモンです。

◆神経ホルモンとは？◆

神経細胞の情報を他の神経細胞に伝える役目をする。

神経ホルモンの種類	役割	不足すると
アセチルコリン	記憶力	記憶障害
ノルアドレナリン	集中力	無気力
ドパミン	向上心	
セロトニン	平常心	情緒不安定
オキシトシン	愛情	
ガンマ（アミノ酪酸）	鎮静	

できた　　　　　　できなかった

☐　　　　　　　　☐

21. 睡眠薬を減らそう

難易度
★★☆

老後の睡眠薬は神経細胞を弱らせる危険があります。その一方で、しっかり眠れないと大脳辺縁系の神経細胞は弱ってしまいます。そこで睡眠薬の量を減らす、1日おきに服用する、メラトニン受容体作動薬、オレキシン受容体拮抗薬のような異なる作用の（弱い）睡眠薬に変更するなどの方法で、徐々に減らしていくことをお勧めします。

◆睡眠薬の種類は？◆

GABA 受容体作動薬：従来の睡眠薬
　　　レンドルミン（ブロチゾラム）
　　　マイスリー（ゾルピデム）　など
メラトニン受容体作動薬
　　　ロゼレム（ラメルテオン）
オレキシン受容体拮抗薬
　　　ベルソムラ（スボレキサント）

できた　　　　　　できなかった

□　　　　　　　　□

22.	タバコをやめよう	難易度 ★☆☆

タバコで頭をスッキリさせようとしてはいけません。タバコによるアルツハイマー病の発症率は 2 倍近いことがわかっています。どうしてもやめられないのなら、1 日 5 本くらいまでに制限すべきです。

◆タバコによる病気は？◆

以下のような病気で発病率が上がる

心筋梗塞　　（男）3.64 倍　　（女）2.90 倍
脳卒中　　　　　1.51 倍
くも膜下出血　　2.93 倍
肺がん　　　　　4.71 倍
食道がん　　　　5.00 倍
胃がん　　　　　1.98 倍
膵臓がん、子宮頚がん、肝臓がん、大腸がん

できた　　　　　　　　できなかった

☐　　　　　　　　☐

23. 仕事をしよう

難易度
★★☆

仕事といっても、昔に経験のある仕事というわけではなく、「働く」「役立つ」ことでよいのです。家族の手伝いでも結構です。仕事をやり遂げて周りから感謝されると、前頭葉が元気になります。仕事をした後のおやつや食事はさぞかし美味しいでしょう。

◆仕事をするとどのようなホルモンが増える？◆

仕事をするからには緊張感が増すのでノルアドレナリン、
テキパキ仕事をこなすことでアセチルコリン、
仕事をやり遂げた達成感でドパミン、
もくもく仕事に熱中するとセロトニン。

できた ☐　　　　できなかった ☐

| 24. 趣味を見つけよう | 難易度 ★★☆ |

歳を取ると、昔からの趣味から遠ざかりがちになります。好きだから趣味だったわけで、その気持ちは歳を取っても変わらないと思います。好きな事をするのは大脳辺縁系を元気にします。ゴルフがダメならゲートボール、畑仕事がダメなら園芸でも結構です。"楽しい"という気持ちを味わいましょう。

◆趣味をするとどういうホルモンが増える？◆

「もくもく」と熱中してセロトニン、
「ワクワク」と楽しくなりドパミン、
上手になろうと努力することでアセチルコリン、
趣味をやり遂げ、次を楽しみにすることでドパミン。

　　　　できた　　　　　　　　　　できなかった

　　　　□　　　　　　　　　　　　　□

113

25.　旅行に行こう、プランを練ろう

難易度
★★★

旅行は右脳を強化するのにもってこいの "訓練" です。定期的に旅行を繰り返すと、認知症は8分の1に減るといわれています。誘われたら喜んで出かけるだけでなく、自分で旅行を計画すれば、前頭葉も鍛えられ、さらに効果的でしょう。旅行でストレス解消を図りましょう。日帰りのバス旅行で十分です。

◆旅行でどういうホルモンが増える？◆

旅先は自宅と違い緊張感があるのでノルアドレナリン、
日常と離れリラックスしてセロトニン、
旅行で楽しめばドパミン、
「楽しかった」と帰宅した時ドパミン。

できた　　　　　できなかった

☐　　　　　　　☐

| 26. 食事会の予定をつくろう | 難易度 ★★☆ |

食事会で美味しい料理を食べられると思うとワクワクします。食事会でみんなとおしゃべりをするのも、脳の刺激になります。食事会に誘われてワクワクするのも良いのですが、自分で食事会を企画すると、なおのこと前頭葉が鍛えられます。

◆軽度認知障害（MCI）とは？◆

認知症の前段階を MCI という。アルツハイマー病の MCI は強いもの忘れだけを呈する。社会生活には問題ない。ここでしっかり訓練しないと 2、3 年で半分は認知症まで進行する。

できた　　　　　　　　　できなかった

☐　　　　　　　　　　☐

27. なにを食べたいか考えよう

難易度 ★☆☆

食事会がなくても、今日あるいは明日、なにを食べたいかを考えて、それを達成することも前頭葉の強化につながります。認知症が進むと、なにが食べたいかの希望をいわず、「何でもいい」と答えるようになります。これは決してよい態度ではなく、思いつかないだけなのです。どうせならなにを食べたいか考えましょう。

◆アルツハイマー病の経過は？◆

MCI ➡ 初期 ➡ 中期 ➡ 末期 と病期が進行していく。
平均3から5年単位で病期が進んでいく。

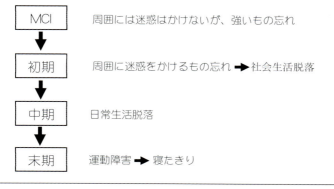

できた　　　　　できなかった

□　　　　　　　□

28. 映画を観に行こう	難易度 ★★☆

面倒くさくても出かけることが大切です。食事と同じで、なにを観たいか考えることは骨が折れますが、頑張って選びましょう。誘われたら断らず映画館に入りましょう。自宅でビデオを観てもいいですが、この場合、昔の懐かしい映画を観直すと元気が湧いてきます。

◆前頭葉とは？◆

脳全体のリーダー。
運動（運動野）と意欲、注意、創造（前頭前野）を司る。
前頭葉がダメになると運動障害、無気力に陥り、寝たきりに近づく。
アルツハイマー病の最後の砦である。

できた　　　　　　　できなかった

☐　　　　　　　　　☐

29. 明日の予定を書こう

難易度
★★★

予定をつくって日記帳を埋めていけば、認知症は決して進みません。歳を取ると、予定はなかなかつくれません。"明日、デパートに買い物へ行こう" "近くのラーメン屋へ食べに行こう" くらいの簡単な予定でよいのです。日記が苦手なら、単なるメモ帳、予定表でも大丈夫です。

◆日記の要領は？◆

①続けること
②そのため無理せず2〜3行でよい
③明日（来週）の予定を書くと効果がグーンとアップ
④余裕があれば絵を描く、新聞記事をはる。

できた　　　　　　　できなかった

☐　　　　　　　　☐

30.	1日に一度は外出しよう	難易度 ★★☆

出かける予定がなくても、一度は外出しましょう。ずっと家から出ないでいると脳に刺激がなくなり、神経ホルモンの分泌が望めなくなります。そればかりでなく足腰が弱ってしまいます。雨などの日は無理することはありませんが、1日に一度は外出しましょう。文化教室、買い物、喫茶店、散歩、何でも結構です。

◆ダメな認知症は？◆

情緒不安定と無気力がいちばんの問題です。もの忘れなどの中核症状が進んでも、情緒が安定してやる気さえあれば、周りに迷惑をかけることは非常に少ないはずです。

できた   できなかった

☐   ☐

おわりに

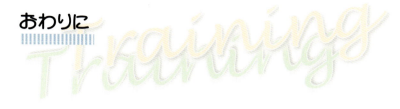

　認知症、特にアルツハイマー病の患者さんを診療していて、なにか物足りないと思う今日このごろです。認知症治療の大原則は早期診断、早期治療です。その点ではがんと同じです。しかしがんと異なるのは、その後の治療薬が手うすであるという点です。現在認知症の薬は 4 種類ありますが、どれも"治療薬"というものではなく、不足した神経ホルモンの一部を継ぎ足す"補充薬"にすぎないのです。

　がんの治療の大原則は、外科的に切除することですが、年々抗がん剤も進歩してきています。抗がん剤でがん細胞はかなり死滅させることができます。それに比べて、アミロイドはいまだに死滅させることができません。アミロイドは脳に溜まるので、抗がん剤のような強い薬ではデリケートな脳の組織を壊してしまうから、強引な治療ができないというのがひとつの理由です。

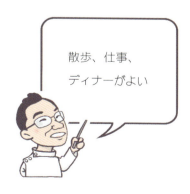

しかしもっと大きな理由として、薬を投与する時期が遅すぎることがいけないのではないかと思われます。今回述べてきたように、アミロイドはアルツハイマー病が発症する20年も前から脳内に溜まり始めます。第1段階です。しかし第2段階の神経細胞が壊れていく時期になると、アミロイドはもう増えることはないのです。ここまできてしまうと、もうアミロイドの役目は終わってしまい、その先は、勝手に神経細胞が壊れて、神経ホルモンが減っていくのです。

したがって、アミロイドを退治する薬を使うなら、発症の10年以上前の第1段階からということになります。これは現実的には困難だと思わざるを得ません。発症するかどうかもわからない認知症のために高価な薬を飲むことへの抵抗は強いと思います。遺伝子診断などで発症の可能性が高いという理由で、予防的に薬を投与することになるのでしょうが、その費用は医療保険外で、莫大なものになるでしょう。

そのような訳で現時点では、認知症予防のための生活改善と脳トレを適切な時期から行うことが最善の策というのが落としどころです。適切な時期とは、中年期に入ったらできる限り早くということになりますが、出遅れた人であっても早く脳トレを始めるのがよいといえるでしょう。メタボトレーニング、ストレストレーニング、イベントトレーニングの順に導入すべきですが、出遅れた人、すでに認知症が始まってノンビリ構えていられない人には、運動（散歩）をしっかりしていただくとともに、「もくもく」とストレストレーニング、「ワクワク」とイベントトレーニングを詰め込んで生活することを指導しています。

もう少し具体的に「散歩、仕事、ディナー」がよいと勧めること

もあります。1日のタイムスケジュールに、「まず朝起きたら散歩」（朝日を浴びられるメタボトレーニング）、「昼間は面倒でも仕事」（もくもくと働いてストレストレーニング、頑張って達成するとイベントトレーニング）、「夜は頑張ったご褒美にディナー」（ワクワクと楽しむイベントトレーニング）を入れるようにするのです。いかなる薬より、このような生活をしっかり送ることのほうが有意義であるというのが、現在の私の結論です。

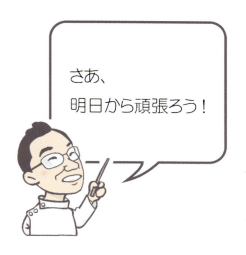

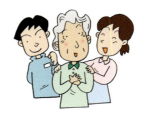

●著者紹介

渡辺　正樹（わたなべ　まさき）

渡辺クリニック・院長
内科認定医，神経内科認定医，
脳卒中学会評議員，動脈硬化学会評議員

・略歴

1958 年　三重県四日市市に生まれる
1985 年　名古屋大学医学部卒，名古屋第一赤十字病院にて研修
1994 年　名古屋大学神経内科博士号取得
1995 年　名古屋第一赤十字病院（1997 年より副部長）
2000 年　エスエル医療グループに参加

・主な著書

「余り病」が命を奪う（主婦の友社，2018）
私はどこで生き，どこで死んでゆくのか？（ワールドプランニング，2018）
「認知症時代」を生きる（ワールドプランニング，2016）
認知症を斬る（ワールドプランニング，2016）
動脈硬化という敵に勝つ（ワールドプランニング，2016）
もくもくワクワクで認知症を予防する（ワールドプランニング，2016）
自律神経失調症を知ろう（南山堂）

ボケてる暇はありません!!

2018 年12月1日　第1版

定　　価　本体1,400 円＋税
著　　者　渡辺　正樹
発 行 者　吉岡　正行
発 行 所　株式会社 ワールドプランニング
　　　　　〒162-0825 東京都新宿区神楽坂4‐1‐1
　　　　　Tel ：03-5206-7431
　　　　　Fax ：03-5206-7757
　　　　　E-mail：world@med.email.ne.jp
　　　　　http：//www.worldpl.com
振替口座　00150-7-535934
イラスト　寄國　聡（有限会社ビッグバン）
印　　刷　三報社印刷株式会社

©2018, Masaki Watanabe
ISBN978-4-86351-145-3 C3036